体を悪くする
やってはいけない食べ方

望月理恵子

青春新書
PLAYBOOKS

はじめに

こんにちは。管理栄養士の望月理恵子です。

私は、健康をサポートする株式会社Ｌｕｃｅを運営しています。

根拠ある情報をもとに、栄養コンサルタント、健康知識を学べる健康検定協会事業、テレビ・雑誌などで健康・医学・栄養に関する話題や記事の監修などを医師をはじめとした専門家と一緒に行っています。


そんなお仕事をさせていただいている日々の中で、今、とても気になっていることがあります。

食事や健康に関する情報は、インターネットをはじめテレビ・ラジオ、新聞・雑誌などに湯水のごとくあふれています。でも、「何をどう食べれば体によい」「何をどう食べれば効率よくやせられる」といった「食べ方」に関する情報の中には、専門家の目から見て根拠がとてもあやふやなものや、むしろ逆効果になるもの、体に悪影響を与える危険なものがけっこうあるのです。

まさに、〝やってはいけない食べ方〟があちこちにたくさん飛び交っている状況と言って過言ではないでしょう。

それでも、マスコミで紹介されていたり、身近な方から直接話を聞いたりすると、そうした情報でも健康でありたい一心から、すぐに食生活にとりいれてしまう方は、決して少なくないようです。

その結果、多くの皆さんが、よかれと思ってはじめた食習慣によって、反対に体調を崩してしまったり、やせるつもりが太ってしまったり、若々しさを保つつもりがかえって老化を早めてしまったりしているのです。

管理栄養士として、これほど悲しく、歯がゆいことはありません。

私は、こうした経験を通して、本当に皆さんの若さと健康維持に役立つ信頼できる情報を、もっともっと広めていかなければいけないと、痛感させられました。

絶対に食べなければいけない食べ物、絶対に食べてはいけない食べ物は基本ありませんが、「食べ方」次第で体への影響は変わります。もちろん、個人差もあります。

そこで今回、多くの方々に誤解されがちな〝やってはいけない食べ方〟を集め、1つひとつ、信頼できる医学的・栄養学的エビデンスに基づいて、正しい情報で捉え直す本にしてみました。

本書では、多くの方に誤解されている食に関する情報を、「食べ方」「食習慣」「ダイエット法」「アンチエイジング」「調理法」の各項目に分け、具体的な問題点と解決策を挙げて紹介しています。全体を通して、どなたにも理解していただけるように、できるだけ簡潔でわかりやすい解説を心がけました。

いつまでも健康的な生活を送りたい方はもちろん、ダイエットやアンチエイジング、調理そのものに興味がある方まで、すぐにでも実践いただける食事法や、参考にしていただける情報が詰まっています。

皆さんの若々しく健やかな生活のために、ぜひともお役立ていただければ幸いです。

第1章

健康に気をつけているつもりが逆効果！

×やってはいけない！［食べ方］

第2章 いつもの食べ方が、病気を招く!?

やってはいけない！［食習慣］

第3章
効果がないダイエット、害になるダイエット

やってはいけない！［ダイエット］

第4章 その食べ方は、見た目も体も老ける

やってはいけない!［アンチエイジング］

第5章 病気も健康もキッチンでつくられる

×やってはいけない！［調理法］

第1章

健康に気をつけているつもりが逆効果!

やってはいけない!
［食べ方］

朝食に和食は実はNG！洋食がおすすめの理由とは

温かいご飯に味噌汁、焼魚、納豆や生卵、お浸しに漬物……。旅館の朝ご飯としてもお馴染みの和定食は、私たち日本人にとって、とても魅力的なメニューです。洋食に比べて、健康的なイメージが強く、「朝食は、体のためにも和食！」と決めている方もいらっしゃるでしょう。

しかし、朝食に和食はおすすめできない食べ方だと言われたら、皆さん驚かれるのではないでしょうか。

その理由は、塩分にあります。味噌や醤油をよく使う和食は、洋食に比べるとどうしても塩分が高くなる傾向にあります。和食には干物や漬物など、保存をきかせるために塩を用いている食品も多く、〝減塩タイプ〟の商品が増えているとはいえ、それでもまだまだ、気づかないうちに塩分過剰になりがちです。

もともと日本人は、世界的に塩分摂取量がとても高い国民。現在、厚生労働省が推奨している1日の塩分摂取量は、男性8g、女性7gですが、世界保健機構が推奨している1日の塩分摂取量は、もっと少ない5gです。

これに対して、平成28年度の国民栄養調査によると、日本人の平均塩分摂取量は、だいたい1日10g。これでも下がってきた数値で、ほんの数年前までは12g以上ありました。

そして、なぜ特に朝食での和食がおすすめできないかというと、塩分をろ過してくれる腎臓の働きが低下している時間帯が、実は朝だからです。

ですから、和食を食べるなら、夕食がもっともおすすめ。夜は比較的腎臓が働いている時間帯なので、塩分を処理できる能力が朝よりも高いのです。

実際、5gの塩分を朝食と夕食でとって、尿に排泄されている量を計った実験結果でも、夕食のときのほうが、塩分が多く排出されていたという結果が出ています。

最近は、多くの方が塩分のとりすぎに気を使っていて、調理の際、塩の量を減らしている方が増えているようです。しかし、むしろ注意していただきたいのは、味噌と醤油です。日本人は塩分摂取の6割以上を味噌と醤油でとっているため、これらを使っている限り、減塩はなかなか難しいのです。もし、本気で減塩を考えるなら、塩だけではなく、ぜひ、味噌や醤油の量を減らすことを考えてみてください。

では、おすすめの朝食ですが、トーストにサラダ、卵を組み合わせた、オーソドックスな洋食でＯＫです。トーストにレタスを敷いて目玉焼きを載せて食べてもいいでしょう。デザートにヨーグルトを添えるのもおすすめです。

洋食になると、油を使うことが多いので、どうしても和食よりカロリーが高めになりがちです。しかし、体内時計の関係で、人は、朝は多少カロリーが高めでも太りにくく、反対に夜は太りやすくなります。そうした観点からも、洋食は朝、和食は夜という食べ方は、とても理に適っているのです。

「食物繊維たっぷり」で、肌がボロボロに！

いま、美容と健康に敏感な人々の間で注目されている、食物繊維。カロリーがほぼない食物繊維は、ダイエットに役立つ上に、いわゆる善玉菌のエサになることで腸内環境を整えてくれるため、女性を中心に積極的にとる人が増えているようです。食品メーカーも「食物繊維たっぷり！」とうたった商品をいろいろ開発しています。

確かに、食物繊維は腸壁をカバーすることで油の吸収を妨げたり、油を吸着して体外に排出してくれるので、ダイエットに役立ちます。また、腸内の善玉菌のエサになるため、善玉菌が増え、腸の調子もよくなります。

しかし、だからといって、やはりとりすぎは禁物。食物繊維をとりすぎると、肌が荒れるなど、さまざまな悪影響が体に表れてくることもあります。

なぜなら、食物繊維は、油だけでなく、カルシウム、マグネシウム、亜鉛など、さまざまなミネラル分の吸収も阻害してしまうから。

特にカルシウムは、血液を構成している成分のひとつであり、全身にしっかり行き届くことで、細胞の分裂や増殖に役立っています。ですからカルシウムが不足すれば、当然、肌の細胞にも影響が出やすくなります。

また、たんぱく質の合成にかかわっている亜鉛も、肌を健やかに保つために欠かせないミネラルのひとつですが、食物繊維をとりすぎれば、その吸収も阻害されてしまいます。

そもそも、みずみずしい肌を保つためには、ある程度の油が必要です。適切な量の皮脂が分泌されるからこそ、肌のバリア機能が保たれ、美しい肌でいられるのです。

1日に必要な食物繊維の量は、性別、年齢によっても違いますが、1日およそ20～25gくらいとれれば十分といわれており、実際には、まだまだ足りていない人のほうが多いようです。

ですから、健康な人の場合、普通の食生活を送りながら、食物繊維を少し多めに摂取することを意識するのは、決して悪いことではありません。

問題は、毎食、食物繊維ばかり摂取している方、特にダイエット中の方です。

ダイエットをしている方の中には、全体の食事量を抑えている上に「食物繊維たっぷり」とうたわれた食品ばかり選ぶことで、食事に占める食物繊維の割合が非常に高くなってしまっている方がいるのです。

こういう方は、食物繊維の影響で油やミネラルはもちろん、さまざまな栄養素が足りない状況に陥っている可能性が高いといえます。

毎食、野菜や豆類、海藻などをしっかり食べるように心がけることで、食物繊維はそれなりにとれます。体によい効果をもたらしてくれる食物繊維ですが、とりすぎには注意して、必要な油やミネラル成分の吸収を阻害しないように気をつけましょう。

「肉より野菜から食べる」でビタミン不足に⁉

外食をすると、野菜サラダが最初に出てくることが多いでしょう。血糖値の上昇を防ぐ意味でも、「まず、野菜から食べる」という食べ方が推奨されています。

これは、野菜の食物繊維が先に体内入っていると、そのあと肉料理や油もの、主食の炭水化物などを食べたとき、糖や油の吸収がゆっくりになるからです。

食物繊維は、胃や腸の表面をカバーすることで糖や油を吸収されにくくしたり、糖や油を吸着してそのまま体外へ排出させる効果があります。そのため、摂取することで血糖値の急上昇を防ぎ、体に脂肪がつきにくくなるといわれています。

確かにこれはこれで間違いではないのですが、「野菜から食べる」のは、ビタミンCやビタミンB群など水溶性のビタミンの摂取という意味においては、あまり賢い食べ方とはいえません。

なぜなら、ビタミンCなどの水溶性のビタミンは、空腹時より、胃の中に何か食べ物が入っているときにとりいれたほうが、体内に蓄積されている時間が長くなるからです。

空腹な状態でビタミンCを摂取すると、体内に吸収される量は多いのですが、そのとき不要だと、すぐ体外に排出されてしまいます。でも、お腹に食べ物が入っているときであれば、ビタミンCは排出されずに体内に留まってくれるのです。

ビタミンCが体内に留まる時間が長いということは、それだけ体内の必要な場所にビタミンCが届き、しっかり活用される確率がアップすることを意味しています。要するに、そのほうがビタミンCの摂取方法としては、効率がいいわけです。

そういえば、本来、イタリアンでは、野菜のメニューは食事の最後に出ます。野菜に含まれているビタミンCやビタミンB群を十分に活用したいのであれば、この順番がおすすめです。

油ものの控えすぎが、健康を害することもある？

カロリーが高く、動脈硬化の原因になるとして、〝体に悪い〟というイメージが強い油。スリムな体を保つためにも、健康維持のためにも、「油ものを控えている」という声をよく聞きます。

もちろん、油のとりすぎはよくないのですが、気になるのは、皆さんの意識が油のマイナス面にばかりいってしまっていることです。「揚げ物は食べないようにしている」というくらいだったらいいのですが、食事から完全に油を排除しようと、パンなどの主食はもちろん、肉や魚などもまったく食べないようにしているという話を聞くと、ちょっと心配になります。

特に心配なのは、ダイエット中の女性など、食事は野菜だけで、あとはビタミン剤などのサプリメントに頼っているという方です。こうすれば食事から油を一切とらずに済むので、体がスリムになり、美容と健康のためにもよいと考えるようです。

しかし、これは大変な間違いです。

油は私たちの健康を守る上で重要な働きもたくさんしていますから、一切控えてしまうと、やがてさまざまな問題が体に表れます。

まず、油は便通をよくする働きをしているため、便秘がちになります。

便秘になれば、腸内環境が悪くなり、栄養分の吸収が悪くなったり、免疫力が低下したりしてしまいます。

また、油の中でもホルモンの原料となるコレステロールなどは、ホルモンバランスを整えるためにも必要ですから、油を完全に排除してしまうと、当然、全身に大きな悪影響を及ぼします。

もし油を控えるなら、揚げ物は食べないにしても、あまり神経質に考えず、肉や魚などは、普通に食べるようにしましょう。

このときポイントとなるのは、調理に使用する食用油の種類です。油にはいろいろな種類があるので、どれをどの程度とってよいのか迷ってしまうかもしれませんが、〝体によい油〟として知られる、オメガ3系の油がやはりおすすめです。アマニ油、えごま油、しそ油などが、その代表です。

油の適量は、大人で1日大さじ2～3杯程度です。これを目安にソースやドレッシングに利用すれば、血液サラサラ効果をはじめ、認知症予防効果も期待でき、全身の健康維持に役立ちます。

しかも、オメガ3系の油には体脂肪を落としやすくする効果もあるので、こうした油を適度にとったほうが、むしろ余分な体重は落ちやすくなるのです。

心臓機能を高めるワインが〝がんリスク〟を上げる!?

数年前、心疾患のリスクを下げるとして世界的に評判になった、赤ワイン。ぶどうの皮などに含まれるポリフェノールに抗酸化作用があり、血管を強くしなやかにするとして、大いに注目を集めました。

そのため、「赤ワインは体によい」という考え方が広がり、「心疾患予防のために毎日赤ワインを飲んでいます」という人が増えたようです。中には、それほど飲めるわけではないのに、健康のためにわざわざ飲むようになった方もいました。

確かに、赤ワインには、抗酸化作用が高く、血管の健康維持に役立つレスベラトロールというポリフェノールが豊富です。しかし、だからといって赤ワインを毎日何杯も飲んでいたら、心疾患のリスクを下げるどころか、脂肪肝、肝炎や肝臓がんのリスクを上げることになりかねません。もし、健康のためを思って毎日赤ワインを3杯以上飲んでいるという方は、すぐにもやめたほうがいいでしょう。

そもそも、日本人が心疾患で死亡する確率は、欧米をはじめとした諸外国に比べて著しく低いという事実をご存じでしょうか。

意外に思われるかもしれませんが、日本人が心疾患で亡くなる確率は、先進諸国の中でもっとも低く、ヨーロッパの国々の8分の1から10分の1ほどにすぎません。

それにひきかえ、日本人が体質的にアルコールに弱いことは、皆さんもよくご存じだと思います。日本人の多くは西欧諸国の人々に比べ、生まれつきアルコールの分解能力が弱く、アルコールの悪影響を受けやすいことがわかっています。

もともとアルコールに強い体質を持ち、心疾患で亡くなる確率が非常に高いフランス人などは、赤ワインをたくさん飲むことで、レスベラトロールの効果が得られることもあるでしょう。しかし日本人がそれと同じことをしたら、レスベラトロールのプラス効果より、アルコールのマイナス効果のほうがよほど大きくなってしまいます。

第一、もしレスベラトロールの健康効果を赤ワインだけで得ようとしたら、毎日ワインを1本以上飲む必要があります。この量は、お酒に弱い日本人には明らかに多すぎです。これほどのワインを毎日飲んでいたら、アルコールによって肝臓がダメージを受け、肝臓病、さらには肝臓がんになってしまうリスクさえ上がってしまいます。

実際のところ、フランスでの肝硬変の80％近くがアルコールによるものです。それこそ、毎日たくさんワインを飲んでいることが影響していると考えられます。

ところで、赤ワインに限らず、お酒は適量なら、コミュニケーションを円滑にしたり、ストレスを解消するほか、糖尿病のリスクを下げたり、善玉コレステロールの値を上げるなど、体によい効果があることは確かです。

そんな事実を目に見える形で表しているのが、「Jカーブ」です。

アルコール消費量別に生活習慣病のリスクをグラフにしてみると、「虚血性心疾患、脳梗塞、2型糖尿病」のリスクは、病気で節酒している人を含めてはいるものの、まったくお酒を飲まない人よりも、多少飲む人のほうが低く、そこを超えるとリスクは高くなる一方で、ちょうどJの文字のような曲線になります（先進諸国の中年男女の場合）。つまり、Jのカーブの曲がり角、病気のリスクがもっとも低くなっている部分のアルコール消費量こそが、お酒の〝適量〟を示しているともいえるでしょう。

アルコールの1日の適量は、人種や男女、体質などによってかなりばらつきがありますが、厚生労働省では、肝臓に負担がかからない上限として、男性はアルコール量で20g、女性は10gとしています。

これをアルコール12%のワインで換算すると、男性ならグラス2杯弱、女性ならグラス1杯弱が適量になります。同様に、ビールの場合、男性なら中瓶1本、女性ならその半分が目安です。

お酒が好きな人にとっては、少々物足りない量かもしれません。しかし、体のことを考えたら、赤ワインでも、ビールでも、そのほかのアルコール類でも、毎晩の晩酌はやはり〝ほどほど〟が鉄則なのです。

温めるつもりが逆だった!? しょうがを食べると体が冷える！

寒くなる時期、または風邪気味のときなど、体を温めるために食べる食材として、しょうががよく知られています。特に女性の場合、冷え性の方などを中心に、冬場は積極的にしょうがを食べているという方は多いのではないでしょうか。

しかし、しょうがは食べ方を間違えると、体を温めるどころか、かえって冷やしてしまうことがあるので注意が必要です。

問題は、調理方法にあります。

たとえば、しょうがを細かく刻んだり、すり下ろしたりして生のまま食べると、しょうがに含まれているジンゲロールという成分が、体の熱を奪う方向に働いてしまうのです。

ジンゲロールには体を鎮静させ、安定させる作用があるため、もし風邪で発熱している場合などは、余分な熱をとってくれる解熱効果が期待できます。しかし、熱を作り出したり、体を芯から温めてくれる効果は、残念ながらないのです。

でも、ご安心ください。しょうがは調理法次第で、ちゃんと私たちの体を温めてくれます。もし、しょうがを食べて体を温めたいのであれば、加熱するか、もしくは乾燥させてから利用してください。そうすることで、ジンゲロールが、体の中で熱を作り出すショウガオールという成分に変化するのです。

たとえば、刻んだしょうがをたっぷり入れて煮込んだスープをはじめ、豚肉のしょうが焼きなどの炒め物、しょうがを使った味噌汁や炊き込みご飯などを食べると、ショウガオールがパワーを発揮し、体を内側から温めてくれるはずです。

また、しょうがをスライスして天日干し用ネットなどに入れ、1～2日干しておくと、自家製の乾燥しょうががぐきあがります。この場合もジンゲロールがショウガオールに変化しているので、そのまま食べたり、飲み物に入れるなどしていただくだけで、体が温まる効果が期待できます。

夏バテにうなぎは効果ナシ。うなぎを食べる効果的なタイミングとは

温暖化の影響で、都市部を中心に夏の平均気温はどんどん上がっているようです。暑い日が続いて夏バテになってしまったとき、皆さんはどんな食べ物を積極的にとっているでしょうか。

夏バテ食として、うなぎを食べているという方もいらっしゃると思いますが、残念ながら、これは逆効果。夏バテ時にうなぎを食べると、むしろ疲労感はいっそう増してしまいます。

そもそも夏バテは、水分のとりすぎや、そうめんなどの冷やしもの、かき氷、アイスクリームといった、冷たいものの食べすぎにより胃腸が弱り、体が冷えて自律神経のコントロールが乱れている状態です。

そんなときに、脂肪を多く含むこってりしたうなぎを食べたら、胃もたれを起こし、体調は余計に悪くなってしまうでしょう。

こういうときは、スタミナたっぷりのうなぎやステーキ、天ぷらなどではなく、おかゆや素うどん、卵がゆなど、さっぱりとしていて消化がいいものを食べたほうが、体力の回復に役立ちます。考え方としては、むしろ風邪をひいているときと一緒です。

胃腸が弱っているときの栄養補給食としては、甘酒もおすすめです。糖分をたっぷり含んだ甘酒は〝飲む点滴〟といわれており、発酵食品でもあるため、腸内環境をよくし、免疫力アップにも働きます。

では、うなぎは体によくないのかというと、決してそんなことはありません。脂肪が多いので消化がよいとはいえませんが、健康維持に欠かせないビタミンAや、疲労回復に効果があるといわれているビタミンB群などを豊富に含んでいます。

ですから、うなぎを食べるなら、あくまでも夏バテになる前に、夏バテ予防のために食べましょう。このタイミングさえ守れば、うなぎに含まれている栄養分がしっかり消化・吸収されて、夏バテしづらい、元気な体づくりに役立ってくれるはずです。

貧血にほうれん草はNG!? 鉄分の吸収をジャマするシュウ酸の正体

生理がある若い女性だけの問題ととらえられがちな貧血。実際には閉経後の女性や男性でも、貧血と診断される人は決して少なくありません。鉄分不足による貧血は、男女問わず、皆さんに注意していただきたい症状のひとつです。

厚生労働省の「日本人の食事摂取基準」(2015年版)では、鉄分の1日あたりの摂取推奨量を、30歳以上の成人男性で7・5mg、30歳以上の成人女性は生理がある場合は10・5mg、ない場合は6・5mgとしています。

鉄分は多くの方が十分にとれていないので、ぜひ積極的に食事からの補給を心がけていただきたいと思います。

問題はその方法。鉄分補給といえば、ほうれん草を思い浮かべる方が多いようですが、残念ながら、これは決して効率がよい方法とはいえません。

それどころか、ほうれん草に含まれているシュウ酸が鉄分の吸収を妨げてしまうため、ほうれん草を食べた場合、一緒に食べたほかの食品に含まれている鉄分さえ、上手に吸収できなくなってしまいます。

もともと鉄は、非常に吸収されにくいミネラルです。植物性と動物性があり、動物性のもののほうが、吸収されやすいことがわかっています。

ですから、鉄分補給のための食品としては、まぐろ、あじ、さば、さんま、ぶり、かつおなどの魚の血合いの部分、あさり、鶏や豚のレバーなどが、もっともおすすめです。ぜひ、これらの食材を、積極的に毎日の食事にとりいれてください。動物性たんぱく質をとることで、植物性鉄分の吸収がよくなることもわかっています。

もしほうれん草を食べるなら、シュウ酸はアクの部分になるので、しっかりアク抜きした上で、肉や魚、卵などの動物性たんぱく質と一緒に食べましょう。こうすることで、植物性の鉄分の吸収もアップします。

同様に、枝豆やそら豆、クレソン、モロヘイヤ、パセリなど植物性鉄分の多い野菜を食べるときは、ぜひ動物性たんぱく質を含む肉や魚と一緒にとるようにしてください。

また、鉄分は、胃酸によって吸収率が上がることもわかっています。ですから、鉄分を含む食材を食べるときは、胃酸の分泌を促すように、酸味のある食べ物や香辛料と一緒に食べるとよいでしょう。たとえば、酢やレモンをかけたり、コショウやカレー粉などを調理に使うのです。

付け加えると、実は炭酸飲料は鉄の吸収を阻害することがわかっています。意外に思われるかもしれませんが、炭酸を飲むと胃の中がアルカリ性に傾くことで、鉄の吸収が悪くなります。

鉄分の多い食材を選んだり、調理法をひと工夫するなどして、鉄分の吸収に努めてみてください。

ヨーグルトの浮気は体質改善につながらない!?

体によい食材として人気のヨーグルト。最近では、腸内環境をよくするだけでなく、「花粉症予防」「免疫力アップ」「肌荒れ予防」「コレステロール値の低下」など、商品によって実にさまざまな働きがうたわれています。いざ買いに行ったものの、ヨーグルト売り場でどれを買おうか迷ってしまったという方も少なくないでしょう。

中には、「どれが自分にとって一番効果的かよくわからないから」「いろいろな効果をすべて実感したいから」といった理由で、数日単位でさまざまなヨーグルトを買って試している方もいるようです。

また、「1週間食べ続けたけど、期待した効果が出なかった」と、すぐに別の商品に切り替えてしまう方もいます。

でも、それでは、どのヨーグルトを食べても、せっかくの効能・効果を実感することはできないかもしれません。

なぜなら、ヨーグルトの効能・効果を実感するには、多くの場合、最低でも1か月は同じ商品を食べ続ける必要があるからです。

ヨーグルトの働きは、商品に含まれている菌の種類によって決まってきます。パッケージに書かれている〝ビフィズス菌シロタ株〟とか〝LG21〟〝ガゼリ菌SP株〟などが、菌の種類です。

どんなヨーグルトにも乳酸菌は含まれているので、食べることで腸内環境を整えてくれる効能・効果が期待できることは、ほぼ間違いありません。中には、ほんの数日でお通じがよくなるなどの効果が表れることもあると思います。

しかし、「花粉症予防」「免疫力アップ」「肌荒れ予防」「コレステロール値の低下」といった働きについては、そんなに簡単に、すぐに目に見えて表れるものではありません。

人間の細胞の多くは、約1か月単位で生まれ変わるようになっているので、少なくとも、そのヨーグルトを毎日食べ続けることで、特定の菌がしっかり腸内に定着してからでなければ、菌はその力を発揮することはできないのです。

また、同じ菌でも、食べる人との相性によって、すぐに菌が定着するケースもあれば、それなりに時間がかかるケースもあります。ですから、まわりの人の意見に惑わされることなく、やはり1か月は同じ商品を食べ続けることで、様子を見たほうがいいでしょう。

ただし、最初に述べた通り、いずれのヨーグルトも乳酸菌を含んでいる以上、食べ続けることで腸内環境によい影響を与えてくれることは間違いありません。

ヨーグルトは医薬品ではなく、あくまでも食品です。あまり過度な期待はせずに、じっくり気長に付き合ってみてはいかがでしょうか。

健康な人がグルテンフリーにすると、糖尿病を招きやすい

近年、小麦や大麦をはじめとした穀物を制限するグルテンフリー食が、健康的な食事法として注目を集めるようになってきました。

グルテンとは、パンやパスタ、うどん、菓子などに含まれているたんぱく質のうち、粘り気のもととなる成分です。グルテンフリー食とは、このグルテンが含まれている小麦や大麦から作られた食品を食べないようにする食事法のこと。テニスのジョコヴィッチ選手が行っていたことで世界的に有名になり、日本でも健康情報に敏感な方を中心に、とりいれる方が増えたようです。

もともと、グルテンフリー食は、小麦アレルギーの方を中心に、グルテンをとることで消化や代謝に問題が起きる方や、セリアック病といって、グルテンによって小腸

の免疫システムが壊れてしまう方のために考案されたものです。これに該当する方がグルテンフリー食を続ければ、腸の調子がよくなることで栄養分の吸収がよくなり、確かに全身の健康につながります。アレルギーの原因物質の多くはたんぱく質なので、アレルギーでお腹を壊しやすい人の中には、グルテンフリー食にすることで体調がよくなる人はいるでしょう。

では、特に小麦アレルギーなどの症状がない、基本的に健康な方がグルテンフリー食を行った場合は、どうなのでしょうか。

結論から言ってしまうと、あまりこれといった効果は期待できません。実際、健常者が行ってもよい効果が得られるというエビデンスはないのです。

個人的な意見としては、グルテンフリー食になると、パンや麺類の代わりにご飯を食べることが多くなるため、よく噛んで、じっくり食事をする可能性があります。そのこと自体は唾液の分泌を促し、食べ物の消化吸収を促すので、悪いことではないと思います。

しかし、だからといって、肌がきれいになるとか、体調がよくなる、疲れにくくなるなど、明らかな効果が出るとは思えません。

それどころか、小麦と大麦を食事から排除してしまうことで、栄養価が偏り、健康に悪影響を及ぼしてしまう可能性さえあるでしょう。

特に心配なのが、糖尿病です。グルテンフリー食にすると、食物繊維をはじめ、亜鉛やマンガンをはじめとしたミネラルなど、微量栄養素が極端に少なくなってしまうことで栄養バランスが崩れ、糖の代謝に不具合が起きる可能性があるのです。実際、アメリカの研究で、グルテンフリー食を続けたことで、2型糖尿病発症リスクが上がったという報告もあります。

世の中にはさまざまな食事法があるので、名アスリートやモデルがやっていて実際に効果があったと聞くと、トライしてみたいと思われる方もいるでしょう。しかし、グルテンフリー食のように、健常者には必ずしも向いていないものも少なくありません。食事法にチャレンジする場合は、くれぐれも目的と内容をしっかり確認してから、とりいれるようにしましょう。よくわからないものについては、素人判断は危険です。気になる方は、まずは医師に相談してみることです。

女子力アップに豆乳を飲みすぎると、がんリスクもアップする⁉

近年、女性のホルモンバランスを整える食品として、豆乳をはじめとした大豆製品が人気です。その理由は、大豆に含まれている大豆イソフラボン。女性ホルモンのエストロゲンに似た働きをする成分として、注目を集めています。生理不順や更年期の不定愁訴の改善を目的に、豆乳をたくさん飲んでいる女性もいらっしゃるようです。

確かに、大豆イソフラボンはエストロゲンとよく似た構造をしているので、体内でエストロゲンと同じような働きをしてくれる可能性はゼロではありません。

しかし実際のところ、本当に同じ作用をするかどうかはまだはっきりしていない状況で、学者の間でも賛否両論、意見が分かれています。

ですから現段階では、豆乳などの大豆製品にあまり過度な期待を抱かないほうがよいでしょう。

それよりむしろ心配なのは、豆乳をはじめとした大豆製品のとりすぎです。

特に注意していただきたいのは、乳がんや子宮がんなど、女性特有のがんにかかった方が血縁にいらっしゃる方です。こうした方が普通の食事以上に、意識的に大豆製品や大豆イソフラボンのサプリメントなどをとってしまうと、女性ホルモンバランスに何らかの影響を与えてしまい、女性特有のがんになるリスクが上がってしまうことがわかっているのです。

女性特有のがんは、胃がんなどと違い、遺伝性があると考えられています。そうした遺伝子をお持ちの方は、あえて大豆イソフラボンを積極的に摂取するのは、避けたほうが無難です。

ただし、大豆は植物性たんぱく質をはじめ、炭水化物、脂質、食物繊維、ビタミン、ミネラル類をバランスよく含んだ栄養価の高い食品ですので、本来、美容と健康を維持する上では頼りになる食材です。普通の食事からとる分には問題ないので、がんが心配だからと一切排除する必要はありません。

とればいいってもんじゃない！食物繊維で便秘が悪化するケース

言うまでもなく、便秘は食事と密接な関係にあります。そして、一般的に便秘解消のために積極的に食べたほうがいいと考えられているのが、食物繊維でしょう。便秘になってしまい、食物繊維が多く含まれていそうなごぼうをせっせと食べた経験がある方は、けっこういらっしゃると思います。

でも、これは必ずしも正しい対処法とはいえません。便秘の種類によっては、こうした食べ方はむしろ逆効果で、便秘が悪化してしまうことがあるのです。

便秘には、大きく分けると「弛緩性《しかんせい》便秘」と「けいれん（ストレス）性便秘」があり、タイプによって便秘解消のための食物繊維の選び方に、ちょっとしたコツが必要です。弛緩性便秘とは、腸の動きが悪くなっている状態で、特に高齢者などに多く、日本人の便秘の大半はこちらになります。

けいれん(ストレス)性便秘とは、腸が過敏になっている状態で、便秘と下痢を交互に繰り返してしまうような場合です。こういう方は、便が出ていても、コロコロの便かグズグズの便かどちらかばかり、ということが多いようです。

そして、食物繊維にも、水に溶ける水溶性と、水に溶けない不溶性の2種類があり、それぞれ腸に与える影響に違いがあります。

水溶性の場合、腸の中の水分と溶け合い、比較的優しく腸に働きかけることで、便通を促してくれます。これに比べて、不溶性の場合は、腸内の水分を吸収してしまいます。その結果、便のかさが増え、腸への刺激は強くなります。

ですから、弛緩性便秘の方の場合、不溶性食物繊維をとることで便の量を増やし、腸を刺激して、溜まっていた便を押し出してくれる効果が期待できます。

しかし、けいれん(ストレス)性便秘の方には、こうした不溶性食物繊維の刺激は強すぎることがあります。腸内環境が悪化し、便秘がますますひどくなってしまう可能性があるのです。

水溶性食物繊維を多く含んでいる食品には、海藻、オクラ、りんご、ぶどうなどがあり、不溶性食物繊維を多く含んでいる食品には、ごぼうやきのこ類などがあります。どちらかといえば、水溶性はヌルッとした食材が多く、不溶性はその反対です。便秘解消のために食物繊維をとる場合は、自分の便秘のタイプを見極めた上で、水溶性を多くとるか、不溶性を多くとるか選ぶようにするといいでしょう。

ちなみに、食事摂取基準によると、1日あたりの目標摂取量は、18歳以上では男性19g以上、女性17g以上とされていますが、健康的な快便のためには食事1000㎉に対して10gの食物繊維をとることが望ましいとされています。男性の場合、2500㎉ほどとることが多いので、食物繊維も25g必要ということになります。女性の場合は2000㎉で、20g必要になります。

食物繊維は動物性の食品にはほとんど含まれていないので、毎日野菜や果物をたっぷり食べるようにしていれば、自然と食物繊維もしっかりとれるはずです。1日に野菜は350g、果物は200g食べることを目標にして、食生活を整えましょう。それだけで、自然と便秘が解消されていく方も少なくありません。

第2章

いつもの食べ方が、病気を招く!?

やってはいけない！
［食習慣］

揚げ物をよく食べる人は、うつになりやすい

皆さんは、揚げ物を週に何回くらい食べていますか？

揚げ物は油が多いメニューとして敬遠されがちですが、週に1、2回食べるくらいであれば、特に心配する必要はないと思います。

でも、毎日忙しいビジネスマンやひとり暮らしの方などは、コンビニのお弁当や外食が続いて、ほぼ毎日のように揚げ物を食べているケースもあるでしょう。

こうなると、油のとりすぎによる肥満、脂質異常症（高脂血症）、動脈硬化、高血圧など、さまざまな病気のリスクが上がってしまうので、食習慣を改めたほうが安全です。

と、ここまでは、多くの方がご存じのことだと思います。

でも実は、先に挙げた病気以外にも、揚げ物をよく食べる人がなりやすくなる意外な病気があるのです。

それは、なんとうつ病です。

まず、日本において、魚の摂取が多い人や、日本食をよく食べている人はうつになりにくい傾向がある、という報告があります。

さらに、日本の大企業に勤める人々を対象に、日々の食事と精神状態の関係を調べた研究を行った結果、魚を食べている頻度に関係なく、揚げ物をよく食べている人ほどストレスへの耐性が弱く、結果的にうつ病になりやすい傾向にあることがわかったのです。

理由はまだ解明されていませんが、オメガ3系の油とオメガ6系の油の摂取バランスが崩れると、精神疾患が起こりやすくなる可能性があると考えられています。

オメガ3系の油といえば、ドコサヘキサエン酸やエイコサペンタエン酸など、青魚に多く含まれていることで知られている健康的な油です。一方、オメガ6系は、リノール酸など、揚げ油に使用されることが多い油で、動脈硬化の要因になりやすい、とりすぎに注意が必要な油として知られています。

そのため、オメガ3に比べてオメガ6の摂取が多くなりすぎると、精神状態によくない影響を与えると推察されているのです。

これはまだ研究段階の報告であり、はっきりしていない部分もあるものの、やはり日本人は、魚中心の日本食を基本としたメニューを食べていたほうが、心身共に健康を保ちやすいと考えてよさそうです。

言うまでもなく、欧米食といえば、フィッシュフライ、ポテトフライ、フライドチキン、オニオンリング、ドーナツなど、どうしても揚げ物が多くなります。これに比べて日本食なら、揚げ物のメニューが少ないだけでなく、魚料理が多いので自然とオメガ3系の油を摂取する機会が増えるでしょう。

「揚げ物を食べている回数が多いかも…」と感じたなら、できるだけ昔ながらの日本食メニューを選ぶようにしてみましょう。それだけで、自然と揚げ物を食べる回数も減ってくるはずです。

がんが4倍以上!年代ごとの「肉の食べ方」でここまで差がつく

「健康のために、肉をしっかり食べましょう」という声がある一方、「健康のために、肉の食べすぎに注意しましょう」という声もあって、いったい肉は食べたほうが体によいのでしょうか? それとも、あまり食べないほうが体によいのでしょうか?

まず、最初に言えることは、肉の食べすぎはやはり体によくない、ということです。

実は、40~65歳の間に肉を食べすぎた人は、66歳以上になってがんで死亡する確率が、食べすぎなかった人に比べると4倍も多いというデータがあるのです。

では、肉の適量とは、どれくらいなのか。

たんぱく質の適量から考えてみましょう。わかりやすいところで、成人の場合、体重1kgにつき、1日のたんぱく質の適量は1gといわれています。たとえば、体重

50kgの方は、50gのたんぱく質ということになります。これを肉に置き換えると、250g程度になります。

実際には、1日のうち、卵や魚など、肉以外の食品からもたんぱく質をとっているのが普通ですから、このケースの場合、おおよその計算で、1日の肉の適量は200gくらいがひとつの目安になると思います。

男性の場合、もう少し体重が上がりますから、たんぱく質の適量も肉の適量も少々アップします。それでも、300gくらいが目安でしょう。

つまり、毎日、男性なら300g以上、女性なら200g以上必ず食べていたら、これはもう、肉の食べすぎということです。肉がお好きな方の中には、これくらい食べている方もいらっしゃるのではないでしょうか。脅かすようですが、将来、がんになる確率は上がってしまうので、少し控えたほうが無難です。

ただし、中年期をすぎて、高齢期に入った場合は、少し事情が変わってきます。もちろん、食べすぎるのはよくないのですが、今度は逆に、肉の量が少なすぎることが問題になるケースが多くなってくるからです。

高齢者の場合、必要なたんぱく質量は、体重1kgにつき、0・8～1gといわれています。中年期とほぼ同じか、やや少なめということです。

しかし実際には、高齢になると、歯や胃腸の衰えなどの問題から、肉を控える方がかなり増えてきます。そのため、たんぱく質不足を招き、筋肉量が減少してしまうサルコペニアや、骨や筋肉の衰えが原因で日常動作に支障が出てしまうロコモティブシンドローム（通称ロコモ）などになってしまう方が少なくないのです。

ですから、高齢者の方の場合、無理のない範囲で肉をしっかり食べるようにして、たんぱく質不足にならないように、心がけていただきたいと思います。

肉の食べ方は、年齢によって、少し考え方をチェンジするといいでしょう。中年期の間は、やや抑えめの気持ちで、高齢期になったら、やや積極的な気持ちで、日々のメニューにとりいれていただくのがベストな選択だと思います。

バーベキュー好きは、がんになる確率が高くなる！

太陽の下、肉や魚介類を炭火で焼いていただく、バーベキュー。天気のよい日に、家族や仲間とワイワイやるのは、とても楽しく、おいしいひとときです。

しかし、バーベキューを行うときには、知っておいていただきたいことがいくつかあります。実は、バーベキューを頻繁に行っている人は、がんになるリスクが高くなるという、衝撃的な事実があるのです。

いったいなぜ、バーベキューががんにつながるのか——その問題点を、ひとつずつ解説していきましょう。

まずは、〝焦げ〟の問題です。アミや鉄板を使って炭火で焼くと、火力が強くなりがちなため、食品は焦げやすくなります。よく知られているように、焦げには発がん性物質が含まれています。120度以上の高温になると、アスパラギンというアミノ酸とブドウ糖、果糖などの糖質が化学反応を起こし、その結果、アクリルアミドという発がん性物質が生まれてしまうのです。

また、この高温状態は、肉や魚のたんぱく質を、ヘテロサイクリックアミンという発がん性物質に変化させてしまうこともわかっています。

バーベキューでよく使われるソーセージやベーコンなどの加工肉にも問題がありま す。実は、加工肉を毎日50g食べると、大腸がんになるリスクが18%増えることが国際がん研究機関で発表されているのです。50gといえば、ソーセージなら3本ほど。もし、毎日ソーセージを3本以上食べている人が、バーベキューでさらに焦げ目をつけて食べたなら、発がんリスクは確実に上がってしまうでしょう。

次は、アルコールの問題です。

バーベキューでは炭に火がつくまで少々時間がかかるため、まずは「とりあえず乾杯~!」と、ビールやワインなどを飲みはじめることが多いでしょう。空腹でアルコールを飲めば、当然、胃に負担がかかってしまいますし、最終的に酒量も増えます。

アルコールは体内で分解され、アセトアルデヒドになりますが、これもがんの発生にかかわっているといわれている物質なのです。

太陽の下での飲酒も、よくありません。英国皮膚科専門誌の発表によると、体内にできたアセトアルデヒドの影響で、皮膚が紫外線に敏感に反応し、皮膚がん発病リスクが高まるといわれています。

さらに侮れないのが、食材を焼くときに発生する煙です。

この煙には、「多《た》環《かん》芳《ほう》香《こう》族《ぞく》炭化水素」という物質が含まれており、やはり発がん性が認められているのです。

煙は、主に肉汁が炭の火種にポタポタ落ちることで発生しやすくなります。発生した煙は、ただ私たちが吸い込んでしまうだけでなく、焼いている食材にもついてしまいます。つまり、煙を浴びた食材を食べることで、発がん物質を体内に入れることになってしまうのです。

ここまでバーベキューの問題点ばかり並べてしまいましたが、だからといって、これでもう二度とバーベキューをやらないというのは、悲しすぎます。そこで、ここからは、バーベキューの危険性を防ぎ、安全に行うコツをご紹介していきましょう。

まず、肉は脂肪分が少ないものを選ぶこと。脂が炭に落ちにくくなるため、煙の発生を最小限に抑えることができます。脂身や皮は、事前に切り取っておきましょう。

また、肉などの食材は、焼く前に味付けをすると、タレが染み込みすぎて塩分が高くなったり、焦げやすくなります。味付けは、主に食材を焼いてから行いましょう。

なお、裏ワザとしては、黒ビールをマリネ液として使用する方法があります。

ポルトガルの研究者の発表によると、肉を黒ビールに漬けてから焼くと、風味がよくなり、有害物質の発生も抑えられる可能性があるようです。これは黒ビールに含まれている抗酸化化合物が、肉の表面に有害物質が作られるのを抑制してくれるからだそうです。

そして、言うまでもなく、できるだけ焦げないように、焼く時間を短めにすることが大切です。ただし、生焼けは食中毒の危険があるので、よく見極めてください。

ポイントさえ押さえれば、バーベキューを安全に行うことは可能です。たまには外へ出て、ぜひ、楽しくおいしい時間を堪能してください。

早食いは肥満だけでなく、口臭も出やすい

比較的多くの方に見られる食事の〝悪習慣〟に、早食いがあります。

早食いをすると、消化・吸収が悪くなるのはもちろんのこと、満腹感を得られる前にどんどん食べてしまうため、肥満になりやすいのです。

しかし、早食いの悪影響は、それだけではありません。

まず、よく噛まずに食べることになるため、唾液の分泌が低下します。皆さんは、唾液というと、口の中の潤滑油くらいにしか思っていないかもしれませんが、実は私たちの健康のためにいろいろな働きをしてくれている、とても重要なものです。

ですから、食事の際には、できるだけしっかり唾液の分泌を促すべきです。

そもそも唾液には、消化酵素としての働きがあり、食べ物の消化・吸収をよくして

くれます。そして、口の中を洗浄してくれるので、殺菌作用があり、虫歯や歯周病の予防にも役立ち、口臭も防いでくれるのです。

さらに、免疫力を高める成分も含まれているため、早食いによって唾液の分泌が少なくなると、風邪をひきやすくなったり、お腹を壊しやすくなってしまうでしょう。

唾液の分泌を促すのは、咀嚼とリラックスです。ですから、食事に時間をかけて、ゆっくり噛んで食べることが一番効果的です。しっかりあごを動かすことはリラックス効果もあるので、それによって唾液がしっかり出るようになります。

リラックスしているときに唾液が出やすいのは、うたた寝したときに唾液が自然と出てきて、緊張しているときに口の中が乾いてしまうことからも、わかると思います。

また、唾液の分泌を促進する成分に、食物繊維があります。めかぶ、山芋、れんこん、モロヘイヤ、なめこなどのネバネバ食品には食物繊維の一種であるムチンが豊富なので、毎日の食事にとりいれるとよいでしょう。ムチンは唾液を構成している成分のひとつでもあり、食物繊維をとることで、体内粘液のムチンの分泌を促す働きがあるため、その点からもおすすめです。

そのランチでは、午後は眠くて仕事にならない

ランチの直後はそれほどではないものの、3時が近くなってくると、襲ってくる強い眠気。これはある程度仕方がないことで、睡眠が足りている人でも、食後2時間くらいすると、自然と眠くなります。

食事でとった栄養分が体内に吸収されると、体温が上昇します。すると、人はどうしても眠気を感じやすくなるのです。

とはいえ、栄養バランスのとれた、普通の食事をとっている場合は、実際にはそれほど眠くなりません。もし、夜十分寝ているにもかかわらず、ランチの後に強い眠気に襲われてしまうという方は、ランチのメニューに問題があるのかもしれません。

ひょっとして、いわゆる糖質オフの食事や、ほとんど肉しか食べないような食事を

していませんか。そうした食事をしていると、食後に体温が上昇し、強い眠気に襲われる可能性があるのです。

理由は、たんぱく質と炭水化物の糖分が私たちの体温に与える影響にあります。肉類に豊富なたんぱく質には体を温める働きがあり、糖分には、体を冷やす働きがあるのです。また、たんぱく質は糖分に比べると吸収がゆっくりなので、完全に消化されるまで、体内の血液が胃に集中しがちです。そのため、脳が一時的に栄養不足になって、頭がぼーっとしてしまうこともあります。

ダイエット中の方の中には、ランチは無糖のヨーグルトだけで済ませている方を見かけますが、この場合も主な栄養素がたんぱく質になってしまうため、やはり眠くなりがちです。午後、強い眠気に襲われないためにも、ランチは、たんぱく質だけでなく、糖分もバランスよく食べたほうがいいでしょう。

なお、糖分には体温を下げる働きがあるので、ヨーグルトや食後のコーヒーなどにあえて砂糖を入れることで、体温の上昇を防ぐのも一案です。

お昼に飲んだコーヒーが、睡眠障害を招く？

ランチの後のコーヒーは気持ちを落ち着かせてくれますし、頭をスッキリさせ、食後の眠気防止にも役立ちます。何より、その香りと味が魅力的なので、午後3時のコーヒータイムを楽しみにしている方や、夕食後にもコーヒーを飲むのが習慣になっているという方もいるでしょう。

ご存じの通りコーヒーにはカフェインが含まれているため、飲みすぎると睡眠障害を招きます。覚醒作用によって頭が冴えてしまい、眠れなくなってしまうのです。

とはいうものの、「確かに夕食後のコーヒーはあまりよくないかもしれないけれど、午後3時や昼食後のコーヒーなら、特に問題ないのでは」と、皆さん考えているのではないでしょうか。

しかし、カフェインについては、油断は禁物です。

カフェインの覚醒作用は個人差があるものの、飲んだあと約30分後に表れますが、その持続時間は最短で約2時間、最長ではなんと約14時間もあるからです。

持続時間の差は体質によるもので、人それぞれですが、もし14時間持続する人がランチ後にコーヒーを飲んだとしたら、覚醒作用が消えるのは夜中の3時頃になってしまいます。

ですから、たとえば12時に就寝したい人が午後1時にコーヒーを飲んでも睡眠に支障が出ないことを期待するなら、その人のカフェイン覚醒作用の持続時間が11時間を切っている必要があるわけです。

でも、ご自分のカフェインによる覚醒作用の持続時間がわかっているという方は少ないでしょう。そこで、しばらくコーヒーを飲んだ時間を少しずつずらして、その晩眠くなった時間をメモしてみることをおすすめします。しばらく続ければ、自分のカフェイン覚醒作用の持続時間が、だいたいわかってくるはずです。そこから自分に本当に合ったコーヒータイムを割り出しましょう。

高機能チョコレートの落とし穴。不眠を招くメカニズム

カカオの割合が高い高機能チョコレートは、美容と健康に効果が期待できるチョコレートとして、ここ数年、人気が高まっています。

カカオには、抗酸化作用が高いポリフェノールが豊富で、動脈硬化や高血圧を予防し、老化を防ぐといった効果が認められています。食物繊維や鉄分などのミネラルも比較的豊富なため、便秘解消や美肌効果があるともいわれています。

そのためでしょうか。食べれば食べるほど、美容と健康にいいと考えて、毎日、たくさん高機能チョコレートを食べている人がいます。

また、甘いもの好きな方で、普通のチョコレートより健康的と考えて、口さびしくなると、高機能チョコレートに手を伸ばしてしまう人もいるようです。

しかし、高機能チョコレートの食べすぎには、大きな落とし穴があります。抗酸化作用が高いポリフェノールがとれるだけでなく、多量のカフェインもとり込んでしまうことになるのです。

カフェインをとりすぎれば、美容と健康に逆効果。夜眠れなくなることは、改めて言うまでもないでしょう。せっかくのポリフェノールのプラス効果よりも、カフェインのマイナス効果のほうが上回ってしまいます。

カフェインについては、とりすぎによる死亡事故が起きたこともありましたが、現在日本では、妊婦さん以外に向けては、1日の摂取許容量が特に決められていません。参考までに、欧州食品安全機構が発表した、安全とみなされている量をご紹介しておきましょう。

それによると、健康な成人で、体重1kgに対してカフェイン量で1回に3mg。1日に5・7mgまでとされています。この計算でいくと、体重50kgの方の場合、1回に150mg、1日で285mgまでということになります。

高機能チョコレートに含まれているカフェインは、100g中、およそ60〜120

㎎です。普通の板チョコ１枚が約50ｇですので、１日中、ちょこちょこ食べていたら、知らず知らずのうちに50ｇくらい食べてしまっている方もいると思います。

仮に、カフェイン含有量が高めの高機能チョコを50ｇ食べたら、それだけでカフェインを60㎎とってしまうことになります。多くの場合、このほかに、コーヒーや紅茶、お茶を飲んでいるので、明らかにカフェインのとりすぎになってしまうでしょう。

コーヒー１杯（２００㎖）に含まれるカフェインはおよそ１２０㎎ですから、コーヒーを毎日２杯、３杯と飲んでいる人が高機能チョコを食べるなら、カフェインのとりすぎに注意して、量を調節したほうがいいでしょう。そのほか、カフェイン系サプリメント、ドリンク剤などにも注意が必要です。

「高機能チョコ」というと、体によい健康食品のようなイメージがあるかもしれませんが、食べすぎはやはりダメです。１日の量に注意し、特に、就寝時間が近くなる夕方以降は、あまり食べないようにしたほうが賢明だと思います。

温かい飲み物が体を冷やす!? 選ぶときは、カフェインや糖分に注目を

寒くなってくると、温かい飲み物が飲みたくなるものです。特に、外出の途中や帰宅時など、ホットコーヒーやココア、紅茶などをたっぷり飲むと、心も体も温かくなったような気がします。

でもそれは、〝ひとときの間〟です。実は、ホットコーヒーやココア、紅茶などには、体を温めるどころか、冷やしてしまう作用があるのです！

ホットコーヒーの場合、最大の問題はカフェインです。カフェインには体を冷やす作用があるため、むしろ体温は下がってしまいます。

もうひとつ気をつけたいのが、砂糖です。

寒くなると、甘いものがほしくなるという人は少なくないのですが、糖も体を冷や

す働きを持っているので、飲み物にたっぷりの砂糖を入れてしまうと、体を芯から温める効果が減ってしまうのです。

もし飲み物に砂糖を入れなかったとしても、一緒に甘いケーキや和菓子などをとれば、同じこと。スイーツに含まれている糖が、体を冷やす方向へ働いてしまいます。

体温が下がると、血流が悪くなり、体は内臓から冷えてしまいます。私たちの健康は血液によって保たれているので、血流が悪くなれば、全身に悪影響が及びます。

ですから、体を温めたいときの飲み物としては、カフェインが少ないほうじ茶や、ノンカフェインの麦茶、ルイボスティーなどがおすすめです。

ルイボスティーとは、ルイボスというマメ科の植物の葉を乾燥させた紅茶の一種です。普通の紅茶のカフェイン量はコーヒーの約半分ですが、ルイボスティーにはカフェインが含まれていないので、いつでも安心して飲めます。

また、たんぱく質にも体を温める効果があるので、ホットミルクもおすすめです。コーヒーや紅茶を飲むなら、ミルクコーヒーやミルクティーにすると、そのまま飲むより体が温まりやすくなるでしょう。

むくむからって、水分を制限すると、かえってむくむ!?

顔や足が太って見える、むくみ。病気によって起こることもありますが、健康な人であっても、細胞内の水分バランスが崩れたり、血行不良で水分の循環が悪くなったときなどに起こります。特に、女性に起きやすい傾向があるようです。

むくみは食習慣と密接な関係にあるのですが、どんな食習慣がむくみを促進し、どんな食習慣がむくみを防いでくれると思いますか?

おそらく、多くの方が「むくみを防ぐためには、できるだけ水分をとらないようにする」と考えているのではないでしょうか。しかし、これは不正解。むしろ、むくみを防ぐためには、毎日しっかり水分を補給したほうが、効果が望めるのです。

私たちの体は、日々、体内の水分やミネラルのバランスをうまくとることで、円滑に働いています。もしも必要な水分が足りなくなると、細胞内の水分バランスが崩れることで水分代謝が悪くなってしまい、結果、むしろむくみやすくなるのです。

水分は、だいたい1日2ℓ近く、私たちの体内から排泄されています。尿が中心ですが、皮膚から蒸発したり、口からつばと一緒に出ている分もあります。

ですから、出ていく分、ちゃんと補給していかないと、知らず知らずのうちに体内が水分不足状態に陥ってしまいます。

さらに、食事をすれば、そこから塩分が入ってきます。これを処理するためにも水は必要です。塩分の処理が追いつかずに体内で塩分濃度が高まると、細胞内の塩分濃度を薄く保とうとして、細胞が水分を抱え込んでしまい、むくみの原因になってしまうのです。

特に女性は、むくみだけではなく、汗をかくのが嫌だから、トイレに何度も行くのが嫌だからと、水分制限をされている方がいますが、これはむしろ、むくみを呼ぶ習慣だったというわけです。

現在、推奨されている水分量は、食事1㎉に対して1㎖です。成人女性の1日の推奨摂取カロリーは1500〜2000kcalなので、1・5〜2ℓ必要ということになります。男性の場合は、推奨摂取カロリーが2000〜2500kcalなので、2〜2・5ℓ必要になります。

実際には、私たちは食事からも水分をとっているので、このうち、飲み物として飲む量としては、4分の3程度が目安です。

ただし、必要な水分をとろうと、一度に大量に飲むのは体に負担がかかるのでやめましょう。小まめに飲むのであれば、1日に2ℓくらいの水分を、水やお茶でとることは、むくみ防止だけでなく、健康維持にも役立つとして推奨されています。

そして、一般的に1日に3ℓ以上は飲みすぎなので、むやみにとりすぎないことも大切です。また、一度に1ℓ以上とるということも、水中毒を起こす可能性があるので、コップ1杯程度をこまめにとるようにしましょう。

なお、「水分をとると太る」と思っている方が未だにいますが、水にはカロリーがないので太るはずもありません。むくみ防止のためにも、どうぞ安心して、毎日しっかり水分を補給してください。

夕方の小腹を満たす間食が、おすすめできない2つの理由

昼食を食べて満足していたお腹も、夕方頃になると、だんだん減ってくるもの。この時間帯になると、思わずスナックやケーキなどに手が出てしまった、という経験は誰にでもあるのではないでしょうか。

美容と健康のことを考えると、むやみに間食をするのは、あまりよいことではありませんが、たまに好きなお菓子を食べてそのおいしさを堪能するのは、決して悪いことではありません。

ただ、どうせ間食をするなら、できるだけ太りにくい食べ方でいただくにこしたことはないでしょう。

どうすればそんなことができるのでしょうか。

簡単です。食べる時間を、夕方ではなく、もう少し前にずらせばいいのです。

たとえば、同じケーキを1個食べても、午後2時頃に食べるのと、5時頃に食べるのでは、太りやすさに違いが出ます。

これには、ＢＭＡＬ１というたんぱく質の一種が関係しています。ＢＭＡＬ１は、体内に脂肪を貯め込む作用を持つもので、１日のうちにその量が大きく変動しています。ＢＭＡＬ１が多いときは、食べたものが脂肪として蓄積されやすく、反対に少ないときは、脂肪として蓄積されにくいことがわかっているのです。

つまり、ＢＭＡＬ１の量がもっとも低い時間帯に間食をすれば、同じケーキ１個食べたとしても、ほかの時間帯に食べたときよりも、太りにくい、というわけです。

普通に生活している人の場合、１日のうち、ＢＭＡＬ１の量がもっとも低い時間帯は午後2時頃。3時を過ぎるとあとはピークである夜中の2時頃に向けて、上がる一方です。

ですから、もし、夕方以降に間食をすると、午後2時頃に食べたときと比べて、どうしても脂肪がつきやすくなってしまうのです。

夕方の間食がおすすめできない理由は、もうひとつあります。

昼食が十分でないと、夕方はもっともお腹が空いてきます。だからこそ、間食がしたくなる時間帯でもあるわけですが、このタイミングでケーキのような高脂肪・高糖質の食品を食べると、血糖値の急上昇を招いてしまうからです。

血糖値、つまり、血中の糖の濃度は、空腹時は低く、食事をすると高くなります。血糖値の急上昇は、糖尿病を招く大きな要因であるだけでなく、血管を傷つけ、脳卒中や心筋梗塞の要因にもなります。

血糖値はできるだけ上下の幅が小さめで、乱高下しない状態で多少低めに保たれているのが理想的です。その点からも、もっともお腹が空いている夕方に急にケーキのような食べ物を体内に入れるのは、特によくない、というわけです。

もしどうしても夕方に間食をとるなら、脂肪と糖質が少ないヨーグルトなどを少し食べてみてはいかがでしょうか。これなら、ケーキなどに比べるとずっと太りにくく、不足しがちなカルシウムの補給にもなります。また、小腹を満たしておくことで、夕食のドカ食い防止にもなるでしょう。

夏バテは、夏らしい食事が原因だった!

夏は、どうしても食欲が落ちる季節です。暑いのでいろいろ調理するのも面倒になってくるし、さっぱりしたものを、さささっと食べて終わりにすることが多くなりがちでしょう。

そこで、夏になると食べる機会が増えてくるのが、そうめんや冷や麦、ざるそば、冷やしうどんなどの、冷たい麺類。しかし、こうした夏らしい食事は、確かにのどごしはよいのですが、あまりしょっちゅう食べるのは、むしろ体によくありません。

なぜなら、そうした食事が原因で、夏バテになってしまう可能性があるからです。

まず、麺類のメニューは、ついそれだけで食事を終わらせてしまうことが多くなるため、栄養素がほぼ炭水化物のみになりがちです。炭水化物の糖分は体を冷やす働きを持っているため、もともと冷やしてある麺類の温度と炭水化物のダブル効果で、体が冷えてしまうのです。

「夏は体を冷やしたほうがいいのでは？」と思われるかもしれませんが、体温が下がれば内臓の機能が落ちるので、結果的に消化機能が衰えて、夏バテを招きます。

また、体を冷やすといえば、夏場は旬の野菜でもあるトマトときゅうりを食べる人が増えますが、これらの野菜も体を冷やす方向に働くため、毎食のように食べ続けると、体温が下がってしまいます。

さらに、多量の冷えた飲み物やかき氷、シャーベットなどの水分も、当然体を冷やすことになります。

冷房設備が整っていなかった時代なら、こうした夏らしい食事をたくさんとって、ほてった体を冷やしてあげることが、夏バテ防止につながったのでしょう。しかし、現代では、多くの場合、冷房が完備していて、女性を中心に「夏のほうが体が冷える」と感じている方は少なくありません。

つまり、空調が整っている現代において、こうした夏らしい食事を続けることは、体を冷やしすぎることになりかねないのです。

もちろん、一日の多くを室内で過ごすのではなく、外回りで外出の時間が長い方や、屋外での仕事が中心の方などなら、話は別です。冷えた飲み物やかき氷などのとりすぎには注意が必要ですが、冷えた麺類や炭水化物、夏野菜などを利用して、体温を下げるのもよいと思います。

ただし、先述した通り、冷やしたものは消化・吸収に時間がかかるので、胃腸が弱ってきたなと感じたら、できるだけ温かい料理をいただくようにしましょう。

ちなみに冷えた糖分は、温かい糖分に比べて、消化・吸収がされにくいため、太りにくいともいわれています。冷えたご飯などは、消化・吸収されにくい「レジスタント・スターチ」（難消化性のでんぷん）のひとつとして、ダイエットに活用することができます。

しっかり体調を見極めて、温かい食事と冷たい食事を、上手に使い分けましょう。

熱中症予防に経口補水液はＮＧ。そのワケとは

近年、夏の暑さは厳しくなる一方で、熱中症にかかる人は、毎年相当な数に上っているようです。マスコミなどでも大きく取り上げられることもあって、最近では、暑くなってくると積極的に熱中症予防をする方も増えてきました。

もっとも大切な熱中症予防といえば、やはり、エアコンを適切に利用することと、十分な水分補給です。そこで、水分補給のために、市販の飲み物を利用する人が多くなっているのですが、注意していただきたいのは、経口補水液の利用法です。夏が近づいてくると、よくテレビでコマーシャルが行われているので、皆さんもご覧になったことがあると思います。

いかにも水分が補給できそうな名前なので、熱中症予防のために毎日飲んでいると

いう方がときどきいますが、これはあまりおすすめできない習慣です。

なぜなら、経口補水液は、すでに熱中症になってしまった人や、脱水症状を起こしてしまっている人など、病者のための飲み物であり、健常者のためのものではないからです。熱中症をはじめ、下痢や嘔吐などによって脱水症状を起こしてしまった人が水分やミネラルを補給するために作られたものなので、多くのものがカロリーや塩分が高めです。普通に健康な人が飲み続けると、肥満や高血圧などのきっかけになりかねません。

実際、「病者用食品」のひとつであり、ラベルには「医師や管理栄養士の指導の下に使用してください」といった注意喚起の文が書かれています。

脱水症治療の一環としてではなく、熱中症予防のためには、やはりカロリーがない水やお茶が最適です。暑くなってきたら、汗をかいてのどが渇いたと感じる前に、小まめに飲むようにしましょう。

もちろん、大汗をかいた場合や、熱中症の疑いがある際は、塩分や糖分が入ったものを適宜とるのがおすすめです。

花粉症の人は要注意！果物が花粉症を悪化させることも

果物は野菜と並んでさまざまな栄養素を含んでいる、健康的な食べ物です。一般的には、毎日200gの果物を食べるのが理想的といわれています。

しかし、そんな果物にも意外な問題があることは、あまり知られていないようです。

なんと、花粉症を悪化させてしまう可能性があるのです。

たとえば、スギ花粉症の方の場合、トマトを食べたとき、数分以内に唇や口の中がかゆくなったり、ぴりぴりした経験はありませんか。

花粉症の人は、花粉に含まれているアレルゲン（アレルギーの元になる成分）に反応してしまう抗体を体内に持っているのですが、特定の果物に含まれている別のアレルゲンが、花粉のアレルゲンと構造的によく似ているため、果物により口腔内でアレルギー反応を起こしてしまうことがあるのです。これを交差反応といいます。

また、その果物を食べれば食べるほど、そこに含まれていたアレルゲンが体内に蓄積されてしまうので、花粉症の症状がさらに悪化してしまうケースもあります。

こうした例は、スギ花粉症の方のトマトだけではありません。ヨモギ・ブタクサ花粉症の方や、イネ科花粉症の方はトマトをはじめスイカやメロンなど、シラカンバ花粉症の方はりんご・桃・さくらんぼなどを食べると、症状が出ることがあるようです。

果物によるこうした交差反応は、花粉症でない方でも、アレルギー体質の方に起きやすいようです。気管支喘息や薬剤アレルギー、食物アレルギーなどをお持ちの方は、今まであまり症状がなかった方も、果物を食べるときに少し注意したほうがよいかもしれません。

ただし、どれくらい避けるべきかなどは症状にもよるので、心当たりのある方は、一度、医師に相談してみることをおすすめします。

幼児に食べ物口うつしは要注意。ピロリ菌まで口うつししてるかも…

お母さんたちが、子どものためを思って行いがちな食習慣の中にも、注意してほしいものがあります。

それは、生後半年から18か月くらいまでのお子さんをお持ちのお母さんがついやってしまいがちな、幼児への食べ物の口うつしです。

この時期のお子さんは、離乳食の時期にあたるため、茹でて柔らかくした野菜やかゆ状のご飯などを用意することが多いでしょう。そんなとき、野菜などが少し硬めだったりすると、お母さんが自分の口の中で咀嚼して、子どもに与えてしまうのです。

かつてはよく行われていた習慣ですが、もしこんなことをしてしまうと、お母さんの胃の中にピロリ菌がいた場合、咀嚼した食べ物を通して、子どもにうつってしまう可能性が高くなります。

ピロリ菌は、胃の粘膜に生息する細菌です。特殊な酵素を持っているピロリ菌は、強い胃酸の中でも、薬による除菌治療を行わない限り生き続けます。

日本における感染率は10代、20代では10%を切りますが、高齢者ほど高く、だいたい50歳以上の約半数は感染しているようです。

ピロリ菌に感染していても、自覚症状がまったくない人は少なくありませんが、感染が長期にわたると、慢性胃炎になってしまうこともあります。これを放置しておくと、胃潰瘍や十二指腸潰瘍、萎縮性胃炎を引き起こし、さらにその一部が胃がんになってしまうことが明らかになっています。

ピロリ菌の感染経路は完全には解明されていませんが、口から口への経口感染が疑われています。

大人の場合、免疫力があるのでそう簡単にはうつらないのですが、乳幼児の場合は免疫力が低いため、感染しやすくなります。やはり乳幼児に与える食事については、くれぐれも衛生面に注意してあげてください。

青いみかんと黄色いみかん、どっちを食べれば健康か

みかんといえば、特に冬場のビタミン補給に最適の果物として、日本で愛され続けてきた果物です。ビタミンCはもちろん、ビタミンE、体内でビタミンAとして働くβ－クリプトキサンチンなどを豊富に含んでいます。

さらに、最近注目を集めているのが、みかんに含まれているヘスペリジンという成分です。強い抗酸化作用を持ち、血管を強くしたり、血流をよくする働きが期待できるとして知られ、〝ビタミンP〟とも呼ばれています。

このように、みかんが健康的な食品であることは間違いないのですが、皆さんは、みかんはしっかり熟した濃い黄色をしたものほど、体によいと思っていませんか。

実は、ヘスペリジンのことを考えると、その判断は間違いです。

ヘスペリジンは、まだ黄色くなっていない、青いみかんのほうが豊富なのです。青いみかんは早ければ夏場に出はじめ、冬を迎える頃には黄色いみかんしか手に入らなくなってきます。

ですから、できれば毎年早い時期に青いみかんを買って、積極的に食べることをおすすめします。

特にヘスペリジンは、実の部分より、皮や白いスジの部分に豊富です。スジをきれいに取り除いてしまったら、わざわざ栄養分を捨てているようなもの。できるだけそのまま食べたほうが健康に効果的です。

また、皮を砂糖と一緒に煮てマーマレードにしたり、皮を干してオレンジピールにしていただくのもよいと思います。

ちなみに、漢方薬の「陳皮《ちんぴ》」とは、温州みかんやマンダリンオレンジの皮を乾燥させたものです。古くからみかんの皮に薬効が認められていたことは、こんなところからも伝わってくるでしょう。

第3章

効果がないダイエット、害になるダイエット

やってはいけない！
［ダイエット］

糖質制限を続けていたら、なんと体臭が…

カロリー制限に比べると、それなりにしっかり食べられる上に、効果も得られやすいと評判が高い糖質制限ダイエット。十数年前までは、ダイエットといえばカロリー制限食が主流でしたが、現在では、糖質制限食で挑戦する人のほうが多くなってきました。

糖質とは、簡単に言ってしまうと〝甘いもの〟で、炭水化物から食物繊維を抜いたもののことです。糖質制限といえば、皆さんご存じの通り、主食であるご飯やパン、麺類などの炭水化物や、甘いものの摂取を制限する食事療法を意味しています。

これはもともとアメリカの循環器の医師が１９７０年代に発案したもので、本来は医師の管理の下に行うものでした。ですから、糖質制限を個人で行うことは、そもそもあまりおすすめできません。

そして、私がここでお伝えしておきたいのは、糖質制限でダイエットを続けていると、本人はまったく気づかないうちに、思わぬ弊害が起きる可能性がある、ということです。

実は、糖質制限を続けていると、知らぬ間に体臭がきつくなっている可能性があるのです。

こうした糖質制限ダイエットに伴う体臭を「ダイエット臭」と呼ぶことがあり、ダイエットに敏感な方は、聞いたことがあるかもしれません。化学的には「ケトン臭」といい、男子の体育会の部室のような、少し酸っぱい独特の臭いで、糖質制限を続けている人から漂ってくる不快な臭いとして知られています。

普通の体臭は、主に汗腺から出てきますが、ケトン臭は主に胃から上がってくるもので、そのほか、汗などにも混ざっています。

では、なぜ糖質制限で体臭がきつくなってしまうのでしょうか。

その理由はエネルギー代謝経路の異常にあります。

体内には炭水化物やたんぱく質があって、通常の代謝経路であれば、それらが必要に応じて燃焼され、エネルギーに変換されています。しかし糖質制限をしている人は、体内の炭水化物が枯渇しているため、無理してエネルギーを作っている状態に陥り、代謝経路が通常とは違うものになってしまうのです。

そうなると、体内のたんぱく質や脂肪ばかりが燃え、しかもそれが不完全燃焼を起こすことで、異常な〝燃えカス〟が残ります。これが、独特の臭いを発するのです。

もし糖質制限をするのであれば医師の指導の下で行うのが一番ですが、主食を一切食べないような糖質制限を個人で行ったとしたら、2週間が限度だと思います。

2週間やったら、しばらくは休みを入れるなどして間の期間を設けたほうが、体に負担がかからず、体臭も抑えられるはずです。

ダイエットで糖尿病のリスクが上がる!?

糖質制限によるダイエットは、糖質以外の脂質やたんぱく質などはあまり我慢しなくてもよいとされ、以前主流だったカロリー制限ダイエットに比べると、続けやすいと考える方が多いようです。

確かに、糖質制限食は体重を落としやすいのですが、自己流で行うことは、決しておすすめできません。

医師や栄養士の管理なしに糖質制限食を続けていると、体重を落として健康になるどころか、なんと、糖尿病になってしまうリスクがあるからです。

糖質制限食を行っている人の多くは、糖が多い食事の代わりに、肉や油ものなど、動物性たんぱく質や脂質が多い食品から、主にエネルギーをとるようになります。

これらは体内で分解されて、糖の代わりにエネルギーとして使われることになるわけですが、本来は糖であるべきものが別の成分に置き換えられるため、体が混乱し、血糖コントロールがうまくいかなくなってしまうことがあるのです。

実際、アメリカの調査でも、動物性たんぱく質をたくさんとっている人は、糖尿病のリスクが上がっていたという結果が出ています。

自己流で行う極端な糖質制限食の問題は、ほかにもあります。

糖質を制限し、食事からのエネルギーが不足すると、体は自分の筋肉を分解してエネルギーに回すようになります。

そのため、高齢者やもともと食べる量が少ない人などが行うと、筋肉量が不足してしまうサルコペニア症候群になりかねません。

さらに、筋肉を分解してエネルギーを使いはじめると、通常のエネルギーを生み出すルートではないために、自然と人はストレスを感じてしまいます。

すると、本人も気づかないうちに、〝ストレスホルモン〟と呼ばれているコルチゾールが副腎から分泌されるのですが、このホルモンには、インスリンの働きを弱めてしまうという、困った作用があるのです。

血糖値を下げる働きを持つインスリンが弱まるということは、血糖値が下がりにくくなり、そのコントロールが乱れる、ということにほかなりません。

つまり、糖質制限食には、二重の意味で、糖尿病リスクが潜んでいるわけです。

ダイエットが認知症を招くって、ホント？

太っていると、どうしても見た目が老けてしまいますし、何より体にさまざまな悪影響を与えてしまうため、健康によくありません。

だからといって、自己流で無謀なダイエットを行うのは、もっとよくありません！知らず知らずのうちに、体の思いも寄らないところに、ダメージを与えてしまう可能性があるからです。

中でも要注意なのが、本章で繰り返し登場している、糖質制限ダイエットです。医師や管理栄養士の指導の下に計画的に行われるなら問題はありませんが、「今日から、糖質は一切食べない」と、自己判断で続けてしまうのは非常に危険です。

前項でも説明した通り、一般的に糖質制限食というと、甘いものをはじめ、ご飯やパンといった炭水化物などの糖質を制限し、その分、ほかの食品で栄養分を補うとされています。そのため、多くの方が、どうしても肉や油ものをたくさん食べるようになってしまうようです。

糖質のみ制限し、ほかの食事を変えない場合はエネルギー不足となってしまいますが、だからといって肉や油ものを多く食べると、悪名高き飽和脂肪酸のとりすぎになりがち。飽和脂肪酸は、私たちの体の大事なエネルギー源のひとつではあるのですが、高温でないと溶けないため、体の中で固まりやすく、血中悪玉コレステロールを増やすという、困った特徴を持っています。最近、食事による血中コレステロールへの影響は少ないといわれてはいますが、とりすぎると、血液の流れを悪くし、動脈硬化を促進してしまう可能性は否めません。

人は血管から老いていくので、動脈硬化が進めば、体はどんどん老化し、脂質異常症はもちろんのこと、心筋梗塞や脳血管障害などの生活習慣病の原因になります。動脈硬化により脳の血管がダメージを受ければ、認知症の要因にもなりかねません。

そもそも、無謀なダイエットを行うと、脳に十分な栄養分が行き渡らなくなり、これもまた、認知症の原因になるといわれています。

なお、脳にもよい、健康的なダイエットとしておすすめできるのが、地中海式ダイエットです。実際、油を控えてカロリーをコントロールするダイエット法より、体重が下がりやすいことがわかっています。

地中海式ダイエットは、地中海沿岸に住む人々の食事をとりいれたもので、比較的栄養バランスのとれた健康的な食事であるため、結果的にやせる効果も期待できるのです。体によいことは、世界中で数々の研究によって証明されており、若々しさを保つ上でもおすすめできる食事法です。簡単にいうと、いろんなものをバランスよく食べる食事法で、食品によって、食べる頻度が決められています。それによると、おおよそ、鶏肉以外の肉は月2～3回、鶏肉、魚、卵、お菓子などは週に2～3回、そしてオリーブ油をはじめ、チーズとヨーグルト、野菜、果物、ナッツ類、穀類やいも類などは毎日食べることが推奨されています。

大切なのは、偏りなくいろいろなものを食べて栄養バランスをとることです。こうした食事が、やはり脳にもよく、認知症の予防にもなると考えられているのです。

カロリーゼロで太る！ 血糖値のコントロールを乱す人工甘味料の罠

〝ダイエットの敵は、カロリーなり！〟ということで、やせたいと願う方は、食事の際に食べ物や飲み物のカロリーを必ずチェックされていると思います。

そんなときに、〝強い味方〟と思えるのが、カロリーゼロの人工甘味料ではないでしょうか。家庭では砂糖の代わりにカロリーゼロの人工甘味料を使い、飲み物を買うときは、人工甘味料を使用している〝カロリーゼロ〟を売り物にした商品を選んでいるという方は、少なくないでしょう。

しかし実は、ダイエットの強い味方と思われていた人工甘味料こそ、ダイエットの敵となり得る危険性が高いのです！

なぜなら、人工甘味料は、私たちの体に備わっている血糖値のコントロール機能を乱してしまうから。

人工甘味料をとると、体は〝甘み〟に反応してしまいます。そして、「甘いものを食べたから、これから血糖値が上がってくるぞ。血糖値を下げなくちゃ」と、インスリンの分泌をはじめます。ところが実際にはカロリーゼロであるため血糖値は上がりません。そのため、血糖値のコントロール機能が狂いはじめるのです。

本来上がるべき血糖値が上がってこないと、脳は「あれ？　おかしいぞ」と混乱し、体がエネルギー不足を起こしていると勘違いして、余計にエネルギーを欲してしまいます。つまり、食欲が増進されてしまうのです。

そればかりか、人工甘味料をとるたびに体の中でこうした反応が繰り返されると、本来必要なときに、インスリンがちゃんと分泌されにくくなってしまいます。

インスリンが正常に分泌されなくなると、血糖値が高めの状態が続くことになります。すると今度は、体はエネルギーが十分に足りていると考え、体についている脂肪をエネルギー源として使わなくなっていきます。要するに、やせづらい体になってしまうわけです。

実際、「カロリーゼロの炭酸飲料が通常の炭酸飲料では起こらない害を引き起こすことで、太る可能性もある」という研究結果が、2011年に米抗糖尿病学会議で報告されています。

その研究は、約10年という長期間にわたって行われ、カロリーゼロ飲料を含むダイエット系炭酸飲料が好きな人は、そうでない人と比べると、ウエストサイズが早い期間で増すことがわかったそうです。特に、1日に600㎖以上飲む人は、ウエストサイズが大きくなる割合が、さらに高かったとのこと。

ですから、人工甘味料を使用したカロリーゼロ飲料は、やせたい方にこそ、おすすめできません。そうした飲料を毎日のように飲むくらいなら、むしろ普通の砂糖が使われた甘い飲料を、1週間で350㎖缶2〜3本くらい飲んでいたほうが、よほど安心といえるでしょう。

ダイエットで嫌われる油が、実はダイエットの味方だった

ダイエットでまず敬遠されるのが、油ではないでしょうか。「油はカロリーが高いので太りやすい」と、食事の際、徹底的に排除してしまう方もいるようです。

しかしこれは、まさにやってはいけないダイエット法。油を一切とらないと、脂肪が落ちるどころか、むしろ脂肪がつきやすい体になってしまいます！

理由は、油の働きを考えてみれば、わかります。

まず、油は体内で、いわば潤滑油の働きをしています。ある程度の油があるからこそ、食べ物は消化管の中を滑らかに移動していくのです。

また、油には腸管のぜん動運動を促進する働きもあり、スムーズな便通を促します。

そのため、もし体内で油が不足すると、便秘になりやすく、老廃物が体内に溜り、

代謝が落ちてしまう可能性があります。そうなると、食べ物から得た栄養分がエネルギーとして使われにくくなって、脂肪がつきやすい体になってしまうのです。

さらに油は、体内の脂肪の燃焼効率をアップさせる働きもある上に、さまざまなホルモンの原料にもなっています。不足すれば、当然、代謝が落ちますし、ホルモンバランスが崩れ、健康にさまざまな悪影響を及ぼしてしまうでしょう。

ですから、ダイエット中は、揚げ物や肉についている脂身などは控えたとしても、油を一切カットしてはいけないのです。

第一、体重を落とすという意味においても、油を控えてカロリーをコントロールするダイエット法より、オリーブ油を適度に摂取して肉・魚・野菜・果物・ナッツ類などさまざまな食材をバランスよく食べる「地中海式ダイエット」や、油を排除せずに糖質を抑える「糖質制限食ダイエット」などのほうが、体重が下がりやすいことがわかっています。

油にはさまざまな種類がありますが、ダイエット中の方々にも特にとっていただきたいのが、オリーブ油、アボカド油、またはアボカドそのものやクルミなどのナッツ類に豊富な、オレイン酸です。

油の中でも酸化しにくく、悪玉コレステロールを減らす働きも持っているので、動脈硬化をはじめ、生活習慣病の予防と改善に役立ち、便秘の予防にも働きます。

ダイエット中だからこそ、オレイン酸を含む油を上手にとって、体内が油不足にならないように、くれぐれも注意してください。

食べる時間によって、脂肪のつき方が20倍も変わる！

「夜食べると太る」ということは、皆さんもよくご存じでしょう。朝食や昼食で得たエネルギーは、その後の活動によって使われやすいのですが、夕食で得た分は、活動量が減るために、どうしても体内に蓄積されがちです。

でも、「夜食べると太る」原因は、それだけではありません。

そのカギを握っているのが、〝肥満遺伝子〟の異名を持つ、ＢＭＡＬ1。

これは、体の中に脂肪を貯め込む働きをするたんぱく質で、その分泌量は1日の中で変動しています。そのため、ＢＭＡＬ1の分泌が多い時間帯に食べ物をとりいれると、分泌量が少ない時間帯に比べて、体に脂肪がつきやすくなってしまうのです。

「体に脂肪がつきやすくなるといっても、せいぜい2～3倍かな？」と思われるかもしれませんが、とんでもない！　ＢＭＡＬ１の分泌量が最大のときと、最少のときとでは、脂肪のつきやすさは、なんと約20倍も違うのです！

これは、まったく同じおにぎりを１個食べたとしても、ＢＭＡＬ１の分泌が最少のときなら、脂肪のつきやすさはわずか〝レベル１〟なのに、分泌量が最大のときだと〝レベル20〟に匹敵することを意味しています。ここまで差があると聞いて、皆さん、驚かれたのではないでしょうか。

では、肝心のＢＭＡＬ１の分泌量の１日の変動ですが、昼の14時から15時が最低で、その後はどんどん上がり、午後10時から午前２時までが最高になります。つまり、飲んだあとのしめのラーメンや、寝しなの夜食などは、やはり〝最高に太りやすい食事〟だったのです。

ただしこれは、毎朝６時や７時頃起きて、夜11時頃に寝るという規則正しい生活を送っている方の場合です。ＢＭＡＬ１の分泌量は、１日の体内リズムによって変化してきますので、朝起きるのが遅い人や、不規則な生活を送っている人は、その分泌リズムも乱れてきます。

その結果、最少時間や最大時間がずれてくるだけでなく、場合によっては、ずっと分泌量が高い時間が続いてしまうケースも出てきます。これは、いつ何を食べても太りやすいという、とても辛く、危険な状態といえるでしょう。

ですから、規則正しい朝型の生活を送ることは、ダイエットの観点からも推奨されているのです。

しかし、その反面、1日の体内リズムが整っている人の場合は、BMAL1の変動を上手に利用すれば、同じ量を食べても太りにくくなるということです。これを利用しない手はないでしょう。ダイエット中の方や、太りにくい体を維持したい方は、糖分や脂肪が多めの太りやすいものは、BMAL1の分泌量が最低の時間帯である14時から15時くらいに食べて、その代わり、夕飯は早めに、そして軽めに済ませて、早めに寝てしまいましょう。起きていればその分、食べる機会も増えてしまいます。

こうした食事方法を守っていれば、ダイエット中でも、たまにはケーキやパフェ、カツ丼やハンバーガーなど、カロリーや糖質が多いものを食べても、脂肪はぐっとつきにくくなるはずです。

ダイエット成功の秘訣は、野菜を朝食べるだけ！

ダイエットを行っても、うまくいく人もいれば、いかない人もいるのはどうしてでしょうか。

これは、体質の問題がからんでいたり、ダイエットのやり方が間違っていたりするからですが、成功した人にほぼ共通しているポイントのひとつが、〝血糖値を上手にコントロールできた〟ということです。

食べ物からとった栄養分は、体内で分解され、そのうちのブドウ糖は、主なエネルギー源として血管を通じ、全身に運ばれていきます。このとき、血中に必要以上に多いブドウ糖があると、エネルギーが不足したときのために、脂肪となって体に蓄えられてしまいます。

ですから、太る要因のひとつは、血液の中のブドウ糖が余っている状態であり、すなわち血糖値が高い状態といえるわけです。

血糖値はなぜ高くなってしまうのでしょうか。もちろん、何を食べたかは重要ですが、仮に1日のうちに、まったく同じものを同じだけ食べたとしても、食べ方次第で、血糖値の上がり方は変わってきます。

つまり、なるべく血糖値が上がりにくい食べ方をすることが、血糖値の上昇を抑え、ダイエット成功につながるわけです。

では、具体的には、どうすればよいのでしょう。

すぐにでもできる、とても簡単な方法が、〝朝から野菜をたっぷり食べる〟です。

実は、朝食で野菜をしっかり食べるだけで、次の食事、つまり昼食時に、血糖値が上がりにくくなるという効果が期待できるのです。

こういった1回目の食事が2回目の食事に影響することを、セカンド・ミール効果といいます。

最初にとる食事（ファースト・ミール）が、次にとった食事（セカンド・ミール）

のあとの血糖値にも影響を及ぼすことで、朝食時に血糖値が上がりにくい食事をしていれば昼食時に、昼食時に血糖値が上がりにくい食事をしていれば夕食時に、血糖値が上がりにくくなるのです。

血糖値が上がりにくくなる食事といえば、炭水化物の消化・吸収を遅らせ、食後の血糖値を上がりにくくする働きを持つ、食物繊維が多い食事、すなわち野菜が多い食事ということになります。

たったこれだけのことでダイエットが成功しやすくなるのなら、やってみる価値は大いにあるのではないでしょうか。

また、厚生労働省では、野菜の摂取目標を、1日350gとしていますが、平成28年度の「国民栄養調査」によると、男性の平均が284g、女性の平均が270gで、どちらも不足気味。一般的に、昼や夜は野菜を食べているけれど、朝食ではほとんど食べていないという方が非常に多いようです。

ですから、朝食で野菜を約80g（両手小盛り1杯分弱）をプラスして食べることで、野菜不足も解消でき、セカンド・ミール効果も得られて、血糖値の上昇を防ぎ、太りにくい体も手に入れられることになります。まさに一石二鳥! どうしても時間がないという方は、トマトジュースを飲むだけでも効果が期待できます。

ちなみに、都道府県別の野菜の平均摂取量を見ると、長野県だけが推奨量である350gを超えています。そして、長野県は、がんの発生率がもっとも低い県でもあるのです。

ぜひ明日から、朝食でも野菜をいっぱい食べる「朝ベジ」生活で、健康的な生活を送ってください。

果物は食べる時間によって脂肪がつきやすい

糖質の一種であるブドウ糖は、私たちの主なエネルギー源のひとつ。ダイエット中にブドウ糖をたくさんとっていると、なかなか体重は落ちません。

そこで、ブドウ糖を豊富に含んでいるご飯やパン、麺類などは控えめにして、その代わり、デザートに果物をたくさん食べている、という方がいらっしゃいます。

また、果物は甘みもあるものが多いので、ダイエット中のスイーツの代わりにちょうどいい、と思われる方もいるようです。

しかし、実は果物は、ダイエット中に注意が必要な食品のひとつ。意外にも、食べ方次第で脂肪がつきやすくなってしまう、ちょっと危険な食材なのです。

果物の甘みの主な成分は、果糖です。果糖には、ブドウ糖に比べると血糖値が上がりにくいという利点もあるのですが、ブドウ糖よりもずっと中性脂肪の数値を上げやすいという、大きな難点があるのです。

体内で中性脂肪が増えると、それはいったん肝臓に蓄積されます。これが増えてしまった状態が、いわゆる脂肪肝です。

肝臓に蓄積された中性脂肪は、その後血管を通って必要に応じてエネルギーとして使われることもあるのですが、過剰にあると皮下脂肪や内臓脂肪として体に蓄えられてしまいます。

では、果物は食べないほうがよいかというと、ビタミン類などを豊富に含んでいるので、決してそんなことはありません。

ただし、もし果物を食べるなら、注意していただきたいのが、時間帯です。

果物からある程度の果糖をとったとしても、その後エネルギーとしてすぐに使われてしまえば、あまり問題はありません。反対に、もし食べたあとにあまりエネルギーが不要な状態が続けば、果糖は中性脂肪として体に蓄積されてしまいます。

つまり、果物を食べるなら、そのあとの活動時間が長い、朝や昼がベストな選択なのです。遅くとも、夕方前までに食べるのが賢明。就寝時間が迫っている夜に食べると、果糖のエネルギーは使われずに、体内に残ってしまいます。

果物の中でも、特に果糖が多いのが、りんご、なし、びわ、ぶどうなどです。反対に、果糖が少ないのは、グレープフルーツなど酸味の強い柑橘系です。時間帯に応じて、食べる果物を変えてみるのもひとつの方法ですね。

ちなみに、厚生労働省は、1日に200gの果物を食べることを推奨しています。これは、たとえばりんごなら約4分の3、みかんならMサイズで約3個ほど。朝から昼にかけて果物を食べるとしても、これ以上食べると果糖のとりすぎになってしまうので、参考にしてみてください。

夜の飲み会にそなえて「昼食は食べない」が太るワケ

たまの飲み会で皆と一緒においしいものをたくさん食べるのは、やはり楽しいもの。食事やアルコールの量に気をつかうダイエット中であったとしても、宴会のときくらいは、少し羽目を外したいと思うものです。

では、そんなときあなたは、どうしていますか？

よく聞かれるのが、「飲み会は好きなだけ飲んで食べる。でも、その分、その日の昼は抜いて我慢する」という対処法です。

皆さん、昼に食べなかった分だけ、夜思いきり食べても大丈夫だろうと考えるようですが、実はこれは、対処法としては完全に間違っています。

なぜなら、昼食を抜いて飲み会に臨むと、血糖値が急上昇してしまうから。

血糖値とは、その名の通り、血液の中を流れている糖の割合で、食事の影響を大きく受けています。食事をしてから時間が経ち、空腹なときは下がっていますが、食事をしてエネルギーをとりいれると、すぐに上がりはじめます。

血糖値が上がりすぎるのが体によくないということは、皆さんもすでにご存じでしょう。血糖値が高くなると、糖尿病はもちろん、肥満や動脈硬化をはじめ、高血圧、脳血管障害や心臓病のきっかけになります。

そして、特に問題なのが、血糖値の急上昇です。

血糖値が上がってくると、これを適正値に戻そうと、インスリンがすい臓から分泌されます。その結果、今度は血糖値が下がっていくわけですが、もし血糖値の上がり方が急だと、インスリンも慌てて大量に出てくるため、血糖値が下がりすぎてしまいます。つまり、血糖値とは、〝急上昇〟すると〝急降下〟しやすいものなのです。

そして、急降下してしまうと、今度は体が「エネルギーが足りないぞ」と勘違いし、食べても食べてもすぐにお腹が空き、空腹感を感じて、食欲が止まらなくなってしまうのです。

それでは、実際、昼食を抜いて飲み会に臨むとどうなってしまうのか、解説しておきましょう。

まず、お腹がいつも以上に空いているところに食べ物が入ってくると、血糖値は急激に上昇します。するとインスリンが大量に出て、今度は血糖値が急降下。そのため、いつも以上に空腹を感じて、満腹になってもすぐにお腹が空き、目の前にある食べ物にどんどん手が伸びてしまうことに……。そして結果的に、とんでもない量を食べてしまうのです。

しかも、お腹が空いていると、アルコールの吸収も早くなり、勢いで酒量が増え、酔いやすくなります。すると、脳は食事に対して冷静な判断力を失ってしまい……これ以上説明する必要は、もはやないでしょう。

ですから、ダイエット中の人や、食べすぎに注意したい人ほど、飲み会の前の昼食は抜いてはいけません。いつもと同じくらいにしておいたほうが、むしろ酒量も食べる量も、コントロールできる可能性が高いと思います。

栄養不足が不眠を招く？ダイエットと眠りの浅からぬ関係

本気でダイエットに取り組んだことがある方は、ダイエット中に夜眠れなくなった、という経験をお持ちではないでしょうか。

「お腹が空きすぎて眠れなくなったのでは？」と思われるかもしれません。確かにそれもあります。しかし、理由はほかにもあります。ダイエットと睡眠は、一見、あまり関係がなさそうに見えますが、実はその2つの間には、意外なつながりがあったのです。

私たちが眠くなるのは、夜になってメラトニンというホルモンの分泌が増えるから。

そして、そのメラトニンの原料になっているのが、セロトニンというホルモンであり、さらにその原料になるのが、トリプトファンという必須アミノ酸のひとつです。

必須アミノ酸とはたんぱく質の一種であり、私たちが体の中で作ることができないため、食品から必ず摂取しなければならない成分です。主に肉や魚、卵、乳製品などに含まれています。

そのため、もしダイエット中などで、夕食時にたんぱく質をしっかりとっていないと、栄養不足によりトリプトファンが足りなくなって、セロトニンの分泌やメラトニンの分泌に悪影響を与えてしまい、結果的に眠れなくなってしまうのです。

いくらダイエット中であっても、たんぱく質不足からメラトニン不足を招き、睡眠不足に陥ってしまっては、元も子もありません。

こうした問題を防ぐためには、ダイエット中も夕飯は決して抜かずに、必ずある程度のたんぱく質をお腹に入れることが大切です。メラトニンの分泌を促すことを考えると、トリプトファンが豊富な牛乳、チーズ、卵、まぐろなどが、特におすすめです。

さらに、ダイエットを成功させるために、夕飯後、あまり遅くまで起きていないで、早めに寝てしまいましょう。こうすれば、お腹が空きすぎる前に眠れますし、夜食の誘惑からも身を守ることができるはずです。

味覚障害の人が急増中。ダイエットがもたらす思わぬ事態

「最近、どうも何を食べてもおいしくないな……」と感じていたなら、もしかするとそれは、味覚障害かもしれません。

味覚障害とは、その名の通り、味覚に障害が起きている状態で、味がよくわからなくなってしまうことです。その主な要因として考えられるのが、亜鉛不足。

私たちの舌が正常に働くためには十分な亜鉛が必要なのですが、食事の量が足りなかったり、偏った食事を続けていたりすると、亜鉛が不足して味覚障害が引き起こされてしまいます。

亜鉛は、かきやほたてなどの二枚貝をはじめ、ごま、えんどう豆、豆腐など、比較的、和食に豊富です。ですから、日本食を中心とした食事をしていれば不足しにくい

のですが、ダイエットで食事の全体量が減ってしまうと、どうしても足りなくなってくるケースがあるのです。

厚生労働省では、1日の亜鉛の推奨摂取量を、成人男子で約10㎎、成人女子で約8㎎としています。

しかし、平成28年度の国民栄養調査によると、実際には、男性は平均して約9㎎、女性は約7㎎しかとれていません。特に、食生活が乱れがちな30代男性は約8・7㎎と、不足が目立ちます。

これは全体的な平均値なので、ダイエットをしている方は特に食事摂取量が少なくなりがちなので、さらに亜鉛が足りなくなっていると考えられます。

ダイエットで無計画に食事量を減らしてしまうと、栄養分が偏り、亜鉛などのミネラル分やビタミン類などが、どうしても不足しがちです。味覚障害を防ぐためにも、先にふれた通り、比較的ミネラルやビタミンが豊富な食材が多い、日本食中心のメニューを心がけるとよいでしょう。

日本食中心のメニューといっても、具体的な食材選びに迷ってしまう方のために、覚えやすいヒントを紹介しておきましょう。

それが、「まごわやさしい」です。

これは、豆類を表す「ま」、ごまなどのナッツ類を表す「ご」、わかめなどの海藻類を表す「わ」、野菜の「や」、魚の「さ」、しいたけなどきのこ類を表す「し」、いも類を表す「い」から作られた言葉で、ミネラル、ビタミン、たんぱく質、食物繊維、体によい油が豊富な健康的な食材をまとめたもの。健康的なメニューを考えるときに役立つとして、近年、中高年の方の間に浸透しつつある言葉です。

もしダイエットをされるなら、「まごわやさしい」の食材をバランスよくとるなど健康的な食事を心がけ、ビタミン不足やミネラル不足、味覚障害などを防ぎましょう。

塩辛い料理は、空腹感やメタボを招く。高血圧だけじゃない塩分の怖さ

塩分が多い塩辛い料理が体に悪いということは、誰もが知っている常識です。塩分をとりすぎると高血圧を招き、高血圧は、さまざまな生活習慣病の引き金になります。

でも、塩分はダイエットとは特に関係ないと思っていませんか。

いいえ、それはとんでもない誤解です。

実は、ダイエットしたい人こそ、塩分も控えめにしたほうが、効果が出やすいことがわかっているのです。

まず、塩分が強い食事は、食欲増進を招きます。極端に濃い場合は別ですが、味が濃いめの料理はつい箸が進んでしまったという経験は、皆さんもお持ちではないでしょうか。

実際、マウスを使った実験で、高塩分食を与えていたマウスは、食べる量が増えたことが報告されています。人を対象とした実験でも、高塩分食を続けていた人は空腹感が出やすくなったという結果が出ているのです。

さらに、塩分をとりすぎると、体がむくみやすくなります。

体内に塩分が多いと、腎臓で水分の再吸収が促されてしまい、本来は尿となって体外へ排出されるべき水分が体に戻ってしまうのです。

むくみは体に脂肪がついたわけではありませんが、太って見えてしまうので、やはり避けたいものです。

高塩分食の問題は、まだあります。

高塩分食を食べるとステロイドホルモンの一種の分泌が促進されるのですが、このホルモンには、筋肉を分解したり、肥満や糖尿病、心臓病、脳血管系障害など、さまざまな病気のリスクを軒並み高めてしまう作用があるのです。

つまり、塩分をとりすぎると、太りやすくなるだけでなく、むくみやすくもなり、筋肉は減り、おまけに病気にかかりやすい体になってしまうということです。これは、どう考えても、塩分は控えめにしたほうが賢明でしょう。

なお、塩分には中毒性があって、濃い味に慣れてしまうと、さらに濃い味が欲しくなり、どんどん塩分が増えていってしまう傾向があります。

また、年をとってくると味覚の中でも塩味に対しての感受性がまず最初に鈍りやすいため、誰しも、より濃い味を求めるようになりがちなのです。

こうした事実も踏まえて、ダイエットする・しないにかかわらず、やはり、誰もが日頃からより薄味を心がけるにこしたことはないでしょう。

薄味にするコツとしては、レモンやかぼすなどの酸味を上手に使うことが挙げられます。また、しそやみょうがなどの香味野菜をふんだんに利用すると、塩や醤油、味噌など、塩分が高い調味料を少なくしても、おいしくいただけると思います。

もし、醤油やソース、ドレッシングなどを使うのであれば、かけるのではなく、小皿に少量出し、少しずつつけていただくようにしましょう。

舌にふれる部分に味があればおいしく食べられるので、刺身や寿司なども、全体にべったり醤油をつけるのではなく、部分的につけるように心がけてください。

ちなみに、すでに血圧が高めの方におすすめの食材は、トマトです。トマトには、血圧を下げる効果があるアミノ酸の一種のＧＡＢＡ（ギャバ）という成分が豊富に含まれています。

さらに、トマトの旨み成分として知られるグルタミン酸にも、血圧を下げる働きがあります。毎日の食事に積極的にとりいれていきましょう。

ダイエット成功の秘訣は、お茶や味噌汁の飲み方にあった！

あなたは食事のとき、温かいお茶はいつ飲みますか？

多くの方が、「食後」と答えるのではないでしょうか。

しかし、ダイエットのことを考えると、お茶は食前に飲んだほうが効果的です。お茶に含まれているカテキンには脂肪を分解する働きがあるため、食前に飲んでおいたほうが、食事からとった脂肪が分解されやすくなるからです。

では、味噌汁はどうでしょうか。

こちらは、食事の最初に飲む人、食事中にたびたび飲む人、食事の最後に飲む人と、人それぞれかもしれませんね。でも、味噌汁もやはり、ダイエットの面から考えると、主に最初に飲むのがおすすめです。

なぜなら、味噌汁には、イノシン酸やグルタミン酸といった旨み成分が豊富ですが、これを食べると満足感が高まりやすいため、先に飲んでおくことで、食べすぎ防止につながるからです。

また、お茶や味噌汁など、温かい飲み物は食道を温めてくれます。消化酵素は体が温まっていないと十分に分泌されにくいので、温かい飲み物を飲むと、消化が促進されます。消化・吸収が悪いと食べ物がいつまでも体内に留まることになり、代謝が落ちて、太りやすい体になってしまいます。

ちなみに、西洋料理では、スープは食事の最初のほうに出てきますし、日本料理でも、懐石料理の場合、椀物は最初のほうに出てきます。あれはある意味、理に適った順番といえるでしょう。

「お茶も味噌汁も最後に全部飲む」というのは、あまりおすすめできませんが、無理にお茶と味噌汁を最初に全部飲んでしまう必要はないと思います。両方、最初にある程度口に入れてお腹を満足させたら、あとは食事の合間などに、自分のタイミングで召し上がってください。それだけでも、効果はあるはずです。

大皿料理が肥満を招く！ その、もっともな理由とは

素敵なレストランなどに行くと、センスのよい大きな皿に、料理が品よく盛られてくることが多いでしょう。そうした一皿が目の前に登場したとき、おいしそうだな！と感じるとともに、量が少ないのでは？ と感じたことはありませんか。

実際のところ、まったく同じ量の料理でも、皿の大きさによって多めに見えたり、少なめに見えたりします。大きめのお皿に盛られた料理は、余白の影響などもあって、どうしても量が少なめに見えがちなのです。

問題は、「量が少ないな」と感じると、その感覚が食事の満足感に影響を及ぼしてしまうこと。大皿に盛られた料理を食べると、「それほどたくさんは食べていない」という感覚が、頭の中に残ってしまうのです。

基本的に人は、「前の食事であまり食べていないな」とか、「昨日はそれほど食べなかったな」といった記憶があると、どうしても次の食事でたくさん食べてしまう傾向にあります。ダイエット中の方は、なおさらそうした記憶の影響を受けやすく、食べる量を思うようにコントロールできなくなって、体重がなかなか落ちなくなります。

要するに、ダイエットで食べる量をコントロールするためには、「それなりの量を食べたな」という満足感を感じることが、とても大切なのです。そして、もしも食べすぎてしまったときには、その事実を感覚と記憶にきちんと刻みつけておくことが、やはりとても大切なのです。

そのため、簡単に実行できるダイエットのひとつとして、子ども用の小さめのご飯茶碗や、小ぶりな皿を利用する方法があります。

こうした食器に料理を盛れば、たとえ同じ量でも「たくさん盛られている」という印象があるので、量に対する満足感を得られやすいのです。ダイエット中の方は、家で食事をする際、ぜひ、小ぶりの器を使うようにしてみてください。

また、皆で食事をするとき、何人か分の料理がひとつの大皿に盛られてきたときも、注意が必要です。

この場合は、いったい自分がどれくらい食べたか、よくわからなくなってしまいがち。自分が食べた量をちゃんと把握できなければ、食事量をコントロールすることは難しくなります。

実際、大皿を皆で囲む習慣のある中国などでは、いったいどれくらい食べているかわからず、つい食べすぎてしまうため糖尿病が増え、社会問題になっているようです。

もし、ダイエット中に外食やホームパーティーなどの機会があり、皆で大皿料理をいただく場合は、どれくらい食べたのか目で見て確認できるようにしましょう。たとえば、串料理の串やえびのしっぽなどを自分の小皿に最後まで置いておくなどして、できるだけ量を意識するように心がけてみてください。

第4章

その食べ方は、見た目も体も老ける

やってはいけない！
［アンチエイジング］

よく噛まないで食べる人は、老化が早い！

現代人の咀嚼回数は、昔の人に比べて約6分の1に激減していることが、医学界や栄養学界で大きな問題になっています。

よく噛まないで食べると、唾液がしっかり出ないために口腔内が不健康になるだけでなく、消化・吸収が悪くなるために胃腸の老化につながり、その悪影響はじわじわと全身に広がっていきます。

しかもそれは、体の中の問題ばかりではありません。よく噛まないでいると、見た目がどんどん老けていってしまう可能性があるのです！

そのカギを握っているのが、〝若返りのホルモン〟の異名を持つ、パロチンの存在です。

これは、耳下腺《じかせん》から分泌される唾液腺ホルモンの一種で、食事の際にしっかり咀嚼することで、唾液中に出てきます。肌を美しく保つ美容成分として知られ、骨や歯の成長を促すホルモンでもあります。

食事中、しっかり咀嚼すれば、唾液の中にパロチンが分泌されます。そして、食べ物の栄養分と一緒に体内に吸収され、体のすみずみへ行き渡ります。パロチンが届くことで表皮、髪、爪、汗腺などの新陳代謝は活発化し、若々しさが保たれるのです。

ですから、食事中によく噛まないとパロチンが十分に分泌されず、肌や髪をはじめ、骨や歯の老化が加速していくことになります。

第一、噛むことは、顔の表情筋を鍛えるので、咀嚼回数は口のまわりのハリと深い関係にあります。筋肉は鍛えなければ年々衰えていく一方です。〝老け顔〟の象徴といわれるほうれい線を防ぐためにも、食事は毎食しっかり噛んで、若々しい笑顔を保つようにしていきましょう。

アマニ油やえごま油は、使い方を間違えると、かえって老化を促進する

ひと口に油といっても、体によい油とそうでもない油があるということは、ここ数年で広く知られるようになりました。

中でも、体によい油の代表といわれているのが、アマニ油やえごま油といった、オメガ3系の油でしょう。

オメガ3系の油は、善玉コレステロールを下げずに悪玉コレステロールだけを低下させ、血流をよくする働きを持っており、認知症予防やアレルギーを抑制する効果もあると考えられています。

そのため、アマニ油やえごま油の人気は高まる一方で、キッチンに常備しているご家庭も増えているようです。

しかし問題は、その使い方。これらの油は、サラダなどにかけて生でいただく分には確かに体によいのですが、加熱調理に使ってしまうと、かえって老化を促進してしまう危険性が高いのです！

オメガ3系の油の難点は、酸化しやすいこと。ですから、加熱調理に使うと、どうしても変質してしまいます。

せっかくの質のよい油も、酸化してしまったら、それはもう、ただの質の悪い油にすぎません。質の悪い油は、体内に入ると、体を酸化させ、老化の大きな原因となるばかりか、悪玉コレステロールとして体内に沈着し、動脈硬化を悪化させます。動脈硬化が体中を老けさせる原因であることは、もはや説明するまでもないでしょう。

酸化しにくい油として加熱調理におすすめなのは、オリーブ油と米油です。これらの油なら、炒め物や揚げ物に使っても問題ありません。

つまり、加熱しない場合はアマニ油やえごま油を、加熱する場合はオリーブ油や米油と、使い分けるのが最良の選択です。

油は正しく使ってこそ、若さと健康維持に力を発揮してくれるのです。

お惣菜やお弁当をレンジでチン！ できあがるのは〝老ける物質〟だった…

コンビニやスーパーで買ったお弁当や惣菜を温めたり、作っておいたおかずや冷凍しておいたご飯を温めたりと、電子レンジは非常に便利な調理器具です。

しかし、最近になって、電子レンジに頼りすぎると体を老化させてしまうという、驚きの事実がわかってきました。実は、電子レンジで食品を加熱すると、体を老けさせる、ある物質が増えてしまうのです。

これは、簡単にいうと、糖とたんぱく質が加熱によって結びつき、さまざまな化学反応を経てできる成分です。英語で Advanced Glycation End Products といい、その頭文字をとって「ＡＧＥｓ」と呼ばれています。日本語では「終末糖化産物」といいます。これが体内で増えると、肌を老化させてシミやシワを作ったり、血管や骨などを老化させ、認知症や脳梗塞、心筋梗塞などの原因になってしまいます。

電子レンジは、マイクロウェーブが食品の中の水分に働きかけ、発熱させることで食品を温めます。このとき、マイクロウェーブは食品の中の糖にも影響を及ぼし、糖を劣化させ、AGEsを作り出してしまうのです。

もともとAGEsは、糖とたんぱく質が加熱により結びつくことで起きる、メイラード反応によってできるものとして知られていました。そのため、こんがりとした茶色い焦げ目などに多く含まれており、焦げていない食品ならAGEsが含まれている可能性は低いと考えられていました。しかし、マイクロウェーブによる調理の場合は、焦げ目ができていなくてもメイラード反応と似たような状態が食品の中で起きることで、AGEsが増えてしまうことがわかってきたのです。

また、マイクロウェーブは、惣菜などに含まれている油にも反応しやすいため、唐揚げなどの揚げ物やカレー、シチューなど、油が多い食品を電子レンジで温めると、油が劣化し、トランス脂肪酸が増えるともいわれています。

トランス脂肪酸とは、油を加工する段階で発生するもので、マーガリンやショートニングなどに含まれています。いわゆる悪玉コレステロールを増やし、動脈硬化や脳梗塞、心臓血管系疾患のリスクを上げる危険な油として知られ、アメリカなどでは食品内のトランス脂肪酸の含有量を規制しています。

しかし、厚生労働省では、日本人は欧米人ほど日々の食事で油をとっていないので、それほど心配する必要はないとしています。ですから、トランス脂肪酸については、あまり神経質になりすぎることはないのですが、揚げ物やドーナツなど、日頃から油ものが好きだという自覚のある方は、少し注意したほうがいいかもしれません。

電子レンジに短時間かけただけでＡＧＥｓやトランス脂肪酸が増えるとは考えにくいので、利用する時間をできるだけ短めに設定するといいでしょう。

また、レンジで温め直す回数は、極力減らすことが大切です。一度温めたのに食べきれず、またとっておいて温め直す……。こうしたことを繰り返すと、どうしても〝老ける物質〟が料理の中で増えてしまいます。そして、電子レンジ以外の方法で温められる場合は、そちらを活用すること。フライパンや鍋で温めても、糖や油の劣化は多少起こりますが、レンジに比べれば少なくてすみます。

女子に人気のパンケーキやフレンチトーストが女子力を下げる

パンケーキとフレンチトーストといえば、近年日本でも大人気の、女子が大好きな二大メニュー。どちらも甘くてふわふわで、ひと口食べるだけで幸せな気分になれるので、女子力もアップしてくれそうな気がするかもしれません。

ところが、残念ながら現実はその正反対。パンケーキもフレンチトーストも、女子力を上げるどころか、体を老けさせてしまう「老化メニュー」の代表格だったのです。

問題は、この2つのメニューに含まれているAGEsです。AGEsができることを「糖化」といい、この言葉は、最近、アンチエイジングと健康維持のためのキーワードとして注目を集めているので、どこかで聞いたことがある方もいるでしょう。

先述した通り、調理によって糖化が起きることを、メイラード反応といいます。パンケーキやフレンチトーストを焼いたときに現れる、あのおいしそうな焼き色や香りなどは、まさにこの反応によって生まれたものです。

ＡＧＥｓは、肌の老化であるシミ、シワ、たるみの大きな原因になりますし、血管の老化である動脈硬化、脳梗塞や心筋梗塞、脳の老化であるアルツハイマー、骨の老化である骨粗しょう症など、さまざまな病気のリスクを軒並み上げてしまいます。

特に、パンケーキ以上に砂糖が多くなりがちなフレンチトーストは、血糖値の上昇を招きやすく、これがまた、体内でＡＧＥｓをできやすくする原因になります。血糖値が高いと、血液の中の糖が体内にあるたんぱく質と結びつき、体の中で新たなＡＧＥｓが作られかねないからです。

なお、ＡＧＥｓについては、体内にある糖とたんぱく質が結びつくことでできるものが問題で、調理中にできたものについてはあまり心配いらないと考えられていたこともありました。しかし、食事からとったＡＧＥｓは、一部は分解されるものの、約７％は排出されることなく体内に蓄積してしまうことがわかってきました。ですから、やはり、料理からもできるだけＡＧＥｓをとらないにこしたことはないのです。

そうはいっても、たまにはパンケーキやフレンチトーストだって食べたい！ ですよね。そういう場合は、作るときに砂糖の量を控えめにして、あまり焼き色をつけすぎないようにすること。そして焦げ目が多い場合はその部分をはずして食べるようにすることが大切です。これで、少しでもＡＧＥｓの量を減らすことができます。

また、パンケーキやフレンチトーストを食べる前に食物繊維がたっぷり入った野菜サラダなどを食べておくことで、血糖値の急上昇を防ぐこともできます。フレンチトーストに使うパンは、ＡＧＥｓが多い耳の部分を落としたり、食物繊維が豊富な全粒粉のパンを使うといった工夫をするといいでしょう。

付け加えると、メイラード反応とは別に、カラメル化反応というものがあります。砂糖と水を加熱して茶色く香ばしいカラメルになることですが、この場合も、体内でＡＧＥｓと同じような働きをする物質を作ってしまいます。いくらおいしくても、カラメルがたっぷりかかったプリンやキャラメルなどをたくさん食べるのはやはり考えものです。みずみずしく美しい肌と健康を保つためにも、くれぐれも〝老化メニュー〟のとりすぎに用心しましょう。

朝食の果物やスムージーが、実はシミのもとだった！

美肌といえばビタミン、ビタミンといえばやっぱり果物……ということで、若々しく美しい肌を保つために、毎朝、フルーツをたくさん食べている方は多いのではないでしょうか。

あるいは、美容と健康のために、朝は必ずフルーツをたっぷり使ったスムージーを飲んでから家を出る、という方もいらっしゃると思います。

朝食代わりにフルーツやスムージーをいただくというのは、モデルや女優さんで実践している人も多いようですし、特に若い女性の間では、おしゃれで健康的な食習慣として、広く支持されているようです。

確かにフルーツは、ビタミンCをはじめ、ビタミンB群、ビタミンE、さらに食物繊維なども豊富なものが多く、美容と健康を維持するためには欠かせない食品です。

中でもレモン、オレンジ、みかん、グレープフルーツといった柑橘類は、食欲がない朝でもすっきりと食べられますし、ビタミンCの補充にぴったりのイメージが強いでしょう。

しかし、朝こうした柑橘類を体に入れてから外出すると、美肌を保つどころか、シミが増えてしまうかもしれないという驚くべき事実を、皆さんはご存じでしょうか。

実は柑橘類の多くには、ソラレンという光過敏性のある物質が含まれています。この物質は、紫外線に過剰に反応して肌のメラニン細胞を刺激し、シミの原因となるメラニンの分泌量を上げてしまう働きがあるのです。

このため、柑橘類など、ソラレンを含む食品を食べたあとに紫外線を浴びると、シミや赤み、かゆみなどの原因をわざわざ作ってしまうことになります。

ソラレンのこうした働きは、食べて2時間くらいあとに高まり、紫外線の吸収率が上がります。その後、個人差はあるのですが、人によっては5、6時間にわたって続くこともあるのです。

ソラレンは柑橘類の皮の部分に多いので、スムージーやマーマレード、レモンのはちみつ漬けなど、皮ごといただく場合は特に気をつけたほうがいいでしょう。

「じゃあ、明日からは野菜中心のスムージーでビタミンをとって、美肌維持に役立てる！」と思われるかもしれませんが、残念ながら、ソラレンは果物だけではなく、セロリやきゅうりなどの野菜にも多く含まれているので、注意が必要です。

もし、美肌のことを考えて朝から果物や野菜を食べるのであれば、果物ならりんご、スイカ、バナナなど、野菜ならレタス、キャベツ、トマトなどがおすすめです。これらはソラレンが少ないので、朝食べてから日光を浴びても、シミの直接原因になることはほとんどないでしょう。

ダイエットをすると白髪が増える！に根拠アリ

肥満は、美容と健康の敵。ですから、もし太っているのであれば、ダイエットをして適正体重に落としたほうがよいのは、確かです。

とはいえ、いくらやせたいからといって、無謀なダイエットは決して行うべきではありません。極端に食べる量を減らしたりしてしまうと、健康を損なう危険性があるのはもちろん、見た目を老けさせてしまう可能性もあるからです！

無謀なダイエットの影響が真っ先に見た目に表れやすいのが、実は髪の毛です。

健康な髪は、健康な頭皮から生まれます。そして、髪と頭皮に欠かせない大事な栄養素が、たんぱく質。もし、ダイエット中などでたんぱく質が足りなくなってくると、まず髪に影響が出て、白髪をはじめ、毛が細くなったり、毛が抜けたりといった症状が起こりやすくなります。

では、なぜ髪の毛から影響が出やすいのでしょう。

髪の毛は、見た目や気持ちの上ではとても大切なものですが、健康上は、命にかかわるほど重要なパーツとはいえません。そのため、栄養分が不十分になってくると、体はまず髪や爪などに与えていた分を最初にカットして、ほかに回しはじめるのです。

こうなると、髪を生み出す毛母細胞が栄養不足を起こしてしまい、髪の生育に関係しているＤＮＡが不具合を起こします。その結果、髪は生えづらくなったり、白髪になったりしてしまうのです。

ですから、もしダイエットを行うなら、大豆製品などの植物性たんぱく質と、肉や魚、卵といった動物性たんぱく質を、しっかりメニューにとりいれるようにしましょう。基本的には、動物性たんぱく質のほうが、体の中で活用されやすいのでおすすめです。ダイエット中なら、脂質が低くカロリーも抑えられる鶏のささみ肉などを適宜活用するといいでしょう。なお、日本では古くから髪には海藻がよいといわれてきましたが、実際には、たんぱく質のほうが効果的です。

人工甘味料は脳卒中や認知症になりやすい

ダイエットのために、そして糖尿病を防ぐために、人工甘味料を使用した〝ゼロキロカロリー〟の飲み物ばかり選んでいませんか。

たまに飲む分には問題ありませんが、カロリーがないからと安心しきって、毎日たくさん飲んでいたら、ちょっと心配です。

最近になって、サッカリンやアスパルテーム、アセスルファムKといった人工甘味料を使用した飲料を毎日飲んでいると、脳卒中や認知症になりやすくなる危険性があることがわかってきました。

こうした飲み物を毎日飲んでいた人は、飲んでいなかった人に比べて、脳卒中や認知症になる確率が2〜3倍も高くなっていたというアメリカの研究結果があるのです。

普通の砂糖が入った飲み物を毎日飲んでいた人と、飲んでいなかった人を比較した場合はそうした相関関係が認められなかったので、やはり問題は人工甘味料にあると考えられています。

カロリーゼロの人工甘味料が口に入ってきたとき、私たちの体内ではどんなことが起きているのでしょうか。

人工甘味料にカロリーはありませんが、甘みがあるため、口に入ると体は「甘いものが入って来た！」と反応し、血糖値をコントロールしようと働きはじめます。ところが実際にはカロリーが入ってこないため、体のほうは、その後どう反応すべきか混乱を来します。ゼロキロカロリーの人工甘味料を口に入れるたびに体内でこうした混乱が繰り返され、やがて一度上がった血糖値を適正量に下げるために分泌されるインスリンが効きにくくなってしまい、血糖値のコントロール機能が乱れてしまうのです。実際、ゼロキロカロリーの人工甘味料でも、血糖値が少し上昇するという研究結果もあります。

いわば、イソップ物語の「おおかみ少年」と同じです。体は人工甘味料に何度も騙されるうちに、「甘いものにはエネルギーがある↓食べれば血糖値は自然と上がる↓上がりすぎた血糖値はインスリンを出して下げる」という本来働かせるべき仕組みが、正常に働かなくなっていくのです。

一昔前には、血糖値が高めの人や、糖尿病の人に人工甘味料の使用が推奨された時期もあったのですが、こうした事実がわかってきてから、医師の間でも、そうした心配のある方こそ、むしろ人工甘味料の使用を控えたほうがいい、という声が多くを占めるようになりました。

血糖値が上がると、糖尿病はもちろん、脳卒中や認知症などのリスクも軒並み上がってしまいます。いつまでも若々しく健康な脳と体を保つためにも、人工甘味料のとりすぎには、くれぐれもご注意ください。

運動後のビール１杯が、せっかくの運動効果を台無しにする

若さと健康を保つために、運動は欠かせません。時間をみつけてフィットネスクラブへ通ったり、ジョギングを行うのが体のためによいというのは、改めて言うまでもないでしょう。

でも、せっかく運動をしても、直後の食習慣次第では、その効果が台無しになってしまうばかりか、むしろぜい肉を増やす結果を招いているかもしれません。

その、もっともありがちなＮＧ習慣が、運動後30分以内のビールです。運動後のビールは大変おいしいので、ついついやってしまっている方は少なくないのではないでしょうか。

筋肉というものは、運動をすると一部が分解され、その後、すぐに修復されます。

適切なトレーニングを行うと、こうした繰り返しにより、筋肉が増えていくことになります。

そして、運動後の筋肉修復に必要なのが、たんぱく質です。食事からとった分だけではなく、体内で合成される分もあり、その両方が修復に使われることで、筋肉がつきます。

ところが、もしも運動直後の30分以内にビールを飲んでしまうと、アルコールの作用により、体内でのたんぱく質の合成が妨げられてしまい、せっかくの運動効果が薄れてしまうのです。

また、運動直後の30分以内というのは、体がもっとも栄養分を吸収しやすい状態になっているので、その時間帯に炭水化物や糖分などをとってしまうと、あっという間に吸収されてしまいます。これでは、運動効果が得られないどころか、むしろ体に脂肪がついてしまいます。

ですから、トレーニングの直後、その足で居酒屋などに入り、ビールとおつまみを食べたり、「今日はしっかり運動したから、自分へのご褒美に」と、カロリーたっぷりのケーキなどを食べてしまっては、やはり元も子もないのです。

こうした失敗を防ぐためには、ビールなどのアルコール類は、運動後約2時間はあけてから飲むことです。運動直後はのども乾いているのでついがぶがぶとたくさん飲んでしまいがちですが、そのときは水でのどを潤しておいて、落ち着いた頃にアルコールを飲むようにすれば、飲みすぎも防げるでしょう。

しっかり筋肉をつけて若々しい体を保ちたいなら、運動後は筋肉修復を促すために、たんぱく質が豊富な食事を心がけることです。肉や魚、卵、大豆などが多めのメニューを選びましょう。

せっかく運動したのなら、その効果を台無しにしてはもったいない！　運動後のビールや炭水化物はぐっと堪えて、よい結果につなげていきましょう。

晩ご飯はサラダだけ…ヘルシーどころか不眠を招く

「夜食べると太りやすい」というのは、皆さん周知の事実。確かに、時間栄養学の観点からも、朝昼しっかり食べて、夜は軽めに済ますというのは、スリムな体と健康を維持する上で、正しい食事法といえます。

そのためでしょうか。最近、晩ご飯はサラダだけで済ませてしまう人が増えているようです。

しかしこの食事法をしていたら、若々しい体型と健康を維持するどころか、不眠を招き、むしろ体が老けてしまう可能性があるのです！

私たちが夜眠くなるのは、夜になって〝睡眠ホルモン〟とも呼ばれるメラトニンがしっかり分泌されるから。そのメラトニンの原料になっているのが、セロトニンというホルモンで、さらにその原料になるのが、トリプトファンという成分です。

このトリプトファンは、私たちが体の中では作れず、食品から必ず摂取しなければならない必須アミノ酸のひとつで、肉や魚、卵などのたんぱく質に含まれています。

もし、毎晩夕飯にサラダしか食べなかったら、トリプトファンが不足気味になり、セロトニンも、メラトニンも分泌されづらくなってしまいます。

また、私たちの眠りは、体温の変化とも大きく関係しています。

夜、心地よい眠りに入るのは、就寝の2～3時間前にいったん上がった体温が下がっていくときです。就寝時刻の約2～3時間前にお風呂に入って体を温めると眠りやすくなるといわれているのは、このためです。

こうした体温の変化を作っていくためにも、夕飯では野菜だけでなく炭水化物やたんぱく質なども適度にとって、ある程度エネルギーを体内にとりいれる必要があるのです。

特に、生野菜には体を冷やす効果があるので、晩ご飯をサラダだけで済ませてしまうと、体温は上がることなく下がってしまいます。これでは、就寝時間に心地よい眠りに入ることは難しくなってしまいます。

睡眠の質の低下が老いを招くことは、改めて言うまでもないでしょう。私たちの体の修復を促す「成長ホルモン」は、深い眠りでないと分泌されにくいので、眠りの質が落ちれば落ちるほど、どうしても体が老けていくことになります。

さらに、成長ホルモンの原料もたんぱく質なので、これも野菜だけ食べていたらホルモン分泌量の低下を招きます。

心地よい眠りを得て、成長ホルモンの分泌を促し、若々しい体を保つためにも、晩ご飯はぜひ、炭水化物やたんぱく質をメニューにとりいれてください。

クレソン、パセリ、しそ…きれいな人は付け合わせ野菜を残さない

和洋中、どの料理にも、それぞれ独自の〝付け合わせ〟があります。

たとえば、西洋料理なら、肉料理にクレソン、魚料理にパセリなどが多く使われています。日本料理なら、お刺身などに添えられている青じそや、小さな花がついた穂じそがその代表でしょう。中華料理でも、杏仁豆腐などにちょこんと赤いクコの実が載せられていることがよくあります。

皆さんは、こうした付け合わせを、単に見た目をよくするための飾りだと思っていませんか。食べられることは知っていても、そのまま残してしまう人は多いようです。

しかしこれは、若さと健康のことを考えたら、とてももったいないこと！

こうした付け合わせは、非常に栄養価が高く、美容と健康に欠かせない成分をたっ

ぷり含んでいる食材が実に多いのです。

たとえばクレソンですが、ビタミンC、鉄分、β-カロテンなどが豊富な緑黄色野菜で、アメリカの大学の調査の結果、〝世界一栄養密度が高い野菜〟に選ばれていま す。あの独特の苦みや辛みはシニグリンといい、抗菌性が高い成分としても知られています。

パセリもまた、非常に栄養豊富な野菜です。体の中でビタミンAに変わるβ-カロテン、ビタミンC、ビタミンEをはじめ、鉄分、亜鉛、銅、マンガンなどのミネラルもたっぷり含まれています。パセリの香りのもとであるアピインという成分は、毛細血管の保護やストレス解消、食欲増進、消化促進効果なども発揮してくれます。

刺身などの名脇役として日本料理に欠かせない青じそも、β-カロテンが大変豊富で、ビタミンC、ビタミンEもたっぷり含んでいます。

また、青じそと穂じそには強い殺菌効果があるので、皿の上では細菌類の繁殖を抑えてくれますし、食べることで食中毒の予防になります。また、両方に含まれているルテオリンという成分は、花粉症やアトピー性皮膚炎など、アレルギー症状を抑える力も備えています。

そして、杏仁豆腐など中華料理によく使われるクコの実は、β－カロテンをはじめ、アミノ酸やビタミンC、ミネラル類などが豊富なスーパーフードとして知られています。別名〝ゴジベリー〟といい、果実だけでなく、葉、根皮とも漢方薬や民間薬として利用されており、楊貴妃《ようきひ》も美容のために摂取していたといわれています。

このように、洋の東西を問わず、付け合わせに使われている野菜や果物には、β－カロテン、ビタミンC、ビタミンEやミネラル類をはじめとした、抗酸化作用が強くアンチエイジング効果が期待される成分が豊富なものが多いのです。

料理を食べるとき、できるだけ体にもよいものにしようと考えた先人たちの知恵がそこにあります。残さずに食べて、しっかり美容と健康に役立ててください。

第5章

病気も健康もキッチンでつくられる

やってはいけない!
【調理法】

つい捨てがちな、ねぎの青い部分にがん予防効果があった

ねぎにはいくつかの種類がありますが、関東で主に使われているのは、白い部分が多い淡色野菜の白ねぎでしょう。白ねぎを調理するときは、多くの方が、青い部分を切り捨ててしまっているのではないでしょうか。

しかし、ねぎの青い部分にはβ-カロテンが大変豊富。β-カロテンは、体内でビタミンAに変わり、肌や目、粘膜などの新陳代謝を促すなど、重要な働きをしてくれます。免疫力を上げ、がん予防に効果がある成分としても、知られています。

そもそも、β-カロテンが豊富なねぎの青い部分は、栄養学上、立派な〝緑黄色野菜〟に分類されています。ですから、この部分を切り取ってしまったら、調理の段階でみすみす栄養分を切り捨てていることになるのです。

さらに、最近になって、ねぎの青い部分を捨ててはいけない理由が、もうひとつ明らかになってきました。ねぎの青い部分に含まれている透明な粘液成分に、免疫力を高める成分が含まれていたのです。

新鮮なねぎの青い部分を切ってみると、内側にヌルヌルとした透明のジェルが入っているでしょう。これは通称〝ヌル〟といい、プロの料理人の方の中には、口当たりや風味のために、わざわざ丁寧に取り除く方もいるようです。

実は、このヌルにこそ、免疫系の細胞を活性化し、風邪やインフルエンザ、さらにがんなどにかかりにくくしてくれるパワーが隠されていたのです。

ヌルの主成分は水溶性ペクチンという食物繊維の一種です。これは、水を含むと膨らみ、乾くとちぢむ性質があり、ねぎ自身を乾燥から守る働きをするものと考えられています。

そして、近年の研究によって、ヌルにはマンノース結合型レクチンという成分が含まれていることがわかってきました。これは、私たちの体液中にもある成分で、細菌やウイルスの表面のマンノース（糖の一種）と結合することで、感染を防ぐ働きがあると考えられているものです。

おそらくヌルは、ねぎを乾燥や病原菌から守る役割を果たしているのでしょう。そのため、私たちが食事を通して体内にとり込むことでも、免疫力アップが期待されているのです。

青い部分は、白い部分に比べると、多少口触りが落ちますが、細かく刻んだり、しっかり加熱したりすれば、白い部分同様、おいしく食べられます。ヌルそのものは、味も匂いもきつくありません。

これからは青い部分を切り捨てたりせず、しっかり利用して、ヌルの成分を体内にとりいれていきましょう。

野菜クズを捨てている人は、9割の栄養を捨てている!?

一般的に、野菜を調理するとき、ヘタや皮、種は捨てるものです。口当たりが悪かったり、渋みやえぐみがあったりするので、ごく最近まで、これが調理の基本でした。

でも、健康な体を維持したいのであれば、今日からは、その考え方こそ捨ててしまいましょう! 野菜や果物のヘタや皮、種の部分には、実などの可食部分以上に、栄養分がぎっしり詰まっているからです。

たとえば、玉ねぎの皮にはポリフェノールの一種であるケルセチンが、にんじんの皮にはβ-カロテンが、トマトの皮にはリコピンが大変豊富です。調理段階でこれらを捨ててしまっては、野菜の栄養分の多くを無駄にしていることになります。

こうした皮やヘタなどの野菜クズを煮出し、だし汁として利用する〝ベジ・ブロス〟

が、ここ数年、美容と健康に敏感な人々の間で話題になっています。

ベジ・ブロスのベジはベジタブルのことで、ブロスとはだし汁のこと。野菜クズからとっただし汁で、味噌汁やスープを作ったり、カレーやシチューなどの煮込み料理に活用するのです。このだし汁には野菜クズから溶け出した栄養分がたっぷり含まれているので、無駄なく、効率的に体によい成分をとりいれることができます。

実は、野菜の捨ててしまいがちな部分の活用方法は、ベジ・ブロスだけではありません。たとえば、大根やにんじんの葉などはβ-カロテンが豊富な緑黄色野菜で、味噌汁の具や炒め物、天ぷらなどに、いろいろ使えます。そもそも、どちらも昔の人はよく調理に利用していた部分です。

そんな野菜のヘタや皮、種、葉などに豊富な栄養分の中でも特に注目されているのが、植物の色素や渋みのもとであるポリフェノールです。ポリフェノールは病気を予防し、老化を防いでくれる抗酸化力が非常に高い成分であることが年々明らかになってきました。

では、なぜ、野菜や果物の皮や葉の部分にポリフェノールが豊富なのでしょうか。

皮や葉の部分は、太陽の紫外線をもっとも受ける場所です。植物は紫外線の悪影響から自分たちの身を守るために、抗酸化作用の高いポリフェノールを皮や葉にたくさん蓄えているのだと考えられています。

また、種の部分は紫外線を浴びる部分ではありませんが、これから植物が育っていくために必要な成分がぎっしり詰まっているので、やはり栄養分に満ち溢れています。

種の利用例をひとつご紹介すると、ポリフェノールがたっぷりとれるアボカドの種茶があります。

アボカドの種はとても硬そうですが、実はごぼうに近い硬さで、包丁でサクサクと切ることができます。細かく切ることで表面積を大きくし、栄養分が染み出しやすい状態にするのです。

1ℓの水の中にアボカドの種を入れて、約30～40分煮出せば、ポリフェノールがたっぷり入ったアボカドの種茶のできあがりです。味はやや渋めですが、ちょうどごぼう茶のような感覚でいただけます。苦味が苦手な場合はレモン果汁を入れると、多少飲みやすくなります。

ポリフェノールは水溶性ですが、熱には強いので、だし汁やお茶としていただくのが、賢い利用法といえるでしょう。

ただ、種子の中には有害物質が含まれていることもあります。特にバラ科植物（びわ、あんず、梅、桃など）の種子や未熟な果実には、天然の有害物質であるシアン化合物が含まれているため、ベジ・ブロスには使わないようにしましょう。熟した果肉は、安全に食べることができますので、ご安心ください。

路地野菜VS冷凍野菜…栄養価が高いのは、どっち？

どうせ野菜を食べるなら、栄養価の高いものを……ということで、いつも必ず路地ものの野菜を選び、冷凍野菜や缶詰は決して使わないと決めている方はいませんか。

残念ながら、この考え方は正しいとはいえません。よかれと思ってしているこうした判断によって、とれたはずの栄養素をとり逃してしまっている可能性があるのです。

でも、野菜といえば、「路地ものがもっとも栄養価が高い」というのが、一般的な常識です。本当のところは、どうなのでしょうか。

まず、野菜の栄養価がもっとも高くなるのは、旬の時期です。これは間違いありません。旬の時期の生の野菜は、栄養価が最大になります。ですから、旬の時期の野菜を食べ続けることができれば、それがもっとも体によい野菜の食べ方になります。

「そうは言っても……」と、皆さん思われるでしょう。でも、ちょっと考え方を変えるだけで、旬の時期以外にも、旬の野菜を食べ続けることは可能なのです！

それが、冷凍野菜や缶詰の利用です。

冷凍食品や缶詰に使われる野菜は旬の時期に収獲されたものが多いため、旬以外の時期であれば、路地ものよりもこちらのほうが、栄養価が高い可能性が大きいのです。

旬の時期以外の野菜は、さまざまな工夫を重ねて作られていますが、野菜にとっては、本来の自然な生育状態とはいえません。そのため、どうしても旬の時期に比べると、栄養価は劣ります。

ですから、たとえば、冬が旬のほうれん草であれば、夏場は路地ものよりも冷凍もののほうが、栄養分に富んでいると考えられるわけです。

よく冷凍や缶詰でも販売されている、アスパラガス（旬は春）、枝豆（夏）、とうもろこし（夏）、さといも（秋）、ブロッコリー（冬）、カリフラワー（冬）、れんこん（冬）など、いずれも同じことがいえます。上手に見極めて、旬の野菜のパワーを調理に活用してください。

コンロで調理するよりも、あえて電子レンジを選びたい料理とは

コンロでの調理に比べると、どことなく手を抜いたイメージがしてしまう電子レンジでの調理。特に、野菜をゆでるときなどは、電子レンジで〝チン!〟してしまうことに、どことなく罪悪感を感じてしまう方もいるようです。

でも、ビタミンCをしっかりとることを考えたら、コンロよりもむしろ電子レンジを活用したほうがよい場合は、決して少なくありません。

なぜなら、ビタミンCは、長時間の加熱に弱く、水に流れ出てしまう性質を持っているから。同じことは、ビタミンB群の一部にもいえます。

そのため、大根、枝豆、ブロッコリー、カリフラワー、キャベツ、アスパラガスなどの野菜は、電子レンジを利用して、お湯の中に入れたり水にさらしたりすることな

く、できるだけ短時間でサササッと調理したほうがいいのです。

また、いも類やれんこんは、野菜に含まれているでんぷんがビタミンCの損失を抑えるといわれていますが、加熱時間が短いほど損失が少ないことに変わりはありません。やはり電子レンジを活用したほうがいいでしょう。

煮物や炒め煮のようなメニューも、あらかじめ電子レンジで野菜を柔らかくし、コンロでの加熱時間をできるだけ短くしたほうが、栄養価が保てます。

そして、電子レンジで加熱するときでも、細かく切ってしまうとどうしても断面からビタミンが流出しやすくなるので、野菜はできるだけざっくり切っておくことをおすすめします。

ちなみに蒸し料理は、ゆでるときよりもビタミンCやビタミンB群の損失が少なくて済みます。でも、どうしても手間と時間がかかるので、やはり電子レンジを使ったほうがベターだと思います。

電子レンジで調理したほうが栄養価が高く保てるのですから、これからは遠慮なく、臨機応変に利用していきましょう。

オクラはゆでない⁉「生で細かく刻む」が正解だった！

オクラといえば、ゆでてから刻み、よく混ぜてから醤油で味付けしていただくのが一般的でしょう。よく混ぜることで粘り気が出て、ご飯にもよく合います。

オクラのネバネバ成分は、ムチン類という食物繊維の一種。胃や腸の粘膜を覆い、糖質や油などの吸収を妨げてくれるので、血糖値の上昇が気になる方や、脂質異常症の方にとっては、とてもありがたい存在です。

でも、そんなオクラの力を十分に活用したいのであれば、オクラはゆでてはいけません。

実は、オクラのネバネバ成分であるムチンは熱に弱く、ゆでると減ってしまうため、オクラは生のまま細かく刻んでいただくのが、正解なのです。

そして、ネバネバ成分をしっかり活用するためのもうひとつのポイントは、できるだけ細かく刻むことです。

ムチンは、糖とたんぱく質が結合してできた食物繊維の一種なのです。食物繊維は基本的に細胞壁に包まれているのですが、細かく刻むことで細胞壁が壊れ、ムチンが飛び出して粘りが増えます。

オクラというと、今まで加熱していただくのが普通だったため、生で食べることに抵抗がある方もいらっしゃるでしょう。でも、細かく刻んでよく混ぜると、軽くゆでた場合とそれほど違いはなく、あまり気にならないはずです。

なお、もし粘りが出にくかったら、水を少々加えると混ぜやすくなります。

ちなみに、オクラに限らず、めかぶ、山芋、れんこん、モロヘイヤなどのネバネバ食品には、すべてムチン類が含まれているので、これらの食品も、加熱せずに細かく切って食べたほうが、ムチンの摂取という点においてはベターです。

ただし、なめこなどは生のままでは食べられないので、ご注意ください。

お手軽料理より、手の込んだ料理のほうが、実は栄養価が少ない…

家族にとって、一家団欒のひとときでもある食事は、おいしさを味わい、栄養を養うために、とても大切な時間です。家族のためにも自分のためにも、体によい食事を用意しようと、毎食、丁寧な調理を心がけているという方もいらっしゃるでしょう。

でも、残念ながら、栄養のことを考えたら、手の込んだ料理は、決しておすすめできません。調理に手をかけすぎると、逆に栄養価が少なくなってしまうケースがあるからです。

ざっくり言ってしまえば、手をかけなければかけないほど、食材に栄養価が残っていると考えて、だいたい間違いはありません。

たとえば、食材の切り方です。食べやすいようにひと口サイズにしたりすると、食材の断面から栄養素がたくさん流れ出てしまいますし、咀嚼回数もぐっと減ってしまいます。

咀嚼回数が減ったからといって大した問題ではないだろうと思われるかもしれませんが、噛むことが私たちの体に与える影響は、想像以上に大きいのです。

まず、噛むことで脳が活性化され、認知症予防につながります。噛めば噛むほど唾液がたくさん出るので、消化吸収が高まり、歯や歯茎など、口の中の健康維持にも、とても役立ちます。

実は、現代人の咀嚼回数の減少が、専門家の間で大きな問題になっています。

現代人は、だいたい1食に620回ほど噛むといわれていますが、弥生時代はなんと3990回も噛んでいたそうです。時代が違うとはいえ、その回数は、なんと6分の1に減っているのです。弥生時代とまではいわなくとも、私たちは、咀嚼回数が増えるように、日々の調理を工夫していく必要があるでしょう。

また、手の込んだ料理の代表に煮込み料理がありますが、調理時間が長くなればなるほど、ビタミンCやビタミンB群といった水溶性ビタミンが失われる確率も上がってしまいます。水溶性ビタミンは熱に弱いので、さっと火を通す程度ならあまり問題ないのですが、じっくり熱を加えると壊れてしまうのです。

その上、煮込むと肉や魚、野菜などはどんどん柔らかく崩れてしまうため、咀嚼回数がますます減ってしまうでしょう。

このように、栄養分のことを考えたら、むしろ調理で〝手を抜く〟ことが大切なのです。たとえば、キャベツなら、せん切りばかりではなく、大振りに切ってそのまま食卓に出し、口の中で細かくするようにしてみてはいかがでしょう。そういう意味では、細かく食べやすいように刻まれた野菜サラダより、自分で噛みながら食べていく野菜スティックなどのほうが、おすすめです。カレーなどの煮込み料理でも、具は大きめに切って、煮込み時間を短めにすることで、しっかり噛み応えのある食事にすることもできるはずです。

もちろん、たまには手の込んだ料理を味わうのもいいと思います。でも、普段の食事では、食材の栄養素を逃さないために、〝料理の過保護〟はやめておきましょう。

寝かしたカレーは食中毒のリスク大

よく、「カレーは一晩寝かせたほうがおいしい」と言われますが、実際のところ、皆さんはどうしていますか。カレーは多めの材料で作り置きし、2、3日かけて食べるというご家庭も少なくないようです。

しかし、カレーは常温で寝かせてはいけません。最近、食中毒の原因になりやすいとして、ニュースなどでよくとりあげられていたので、ご覧になったことがある方もいらっしゃるでしょう。

一晩置いたカレーがおいしく感じられるのは、腐敗が進むことで、アミノ酸が増えるからです。でも、食品を常温で置いておくと、アミノ酸だけではなく、食中毒の原因菌も増えてしまいます。

カレーに限らず、シチュー、チャーハン、肉野菜炒めなど、さまざまな食材が混ざり合った料理は、栄養分が豊富なため、菌が繁殖しやすくなっています。

中でも、菌が大好きなのは、ある程度の温度と水分と栄養分がそろった状態。じゃがいもやにんじん、玉ねぎなど、糖質の多い野菜や高たんぱくの肉がたっぷり入ったカレーの中は、食中毒菌にとってとても居心地がいい環境といえるのです。

特に、カレーを作ったときに注意したいのが、下痢や嘔吐などの症状を引き起こすウエルシュ菌です。これは土壌や下水などに存在している菌で、じゃがいも、にんじん、玉ねぎなどに付着していることがあります。しかも熱に強く、100度で60分間加熱しても死滅しないことがある怖い菌なのです。

ですから、カレーを作ったら、コンロの上にそのまま置いておくのはやめましょう。粗熱をとったら、すぐに冷蔵庫に入れて保存するのが一番安心です。

なお、冷凍庫で保管した場合も、決して安全とはいえません。冷凍しても菌が死ぬわけではなく、一時的に菌の増殖を遅らせているだけなので、冷蔵保存でも冷凍保存でも、いずれにせよ、できるだけ早めに食べるにこしたことはないのです。

健康志向の薄味が、食中毒の温床だった！

私たちの健康を守る上で、調理の絶対条件とも考えられている〝薄味〟。塩分も糖分も、とりすぎれば動脈硬化を促進し、美容と健康に悪影響を与え、糖尿病をはじめ脳血管障害や心臓病など、深刻な病気の大きな要因となります。

しかし、だからといって、お弁当を薄味にするのは、実はあまりよいことではありません。調味料には殺菌効果があるため、控えすぎると食中毒菌が繁殖しやすくなってしまうからです。

砂糖漬け、塩漬け、酢漬けなどが保存食であることからもわかる通り、砂糖、塩、酢には、いずれも食べ物をよい状態に保つ働きがあります。

料理の基本である、「さしすせそ」の順に、その効果を見てみましょう。

砂糖……水分を保持し、食品の品質を保つ。
塩………余分な水分を適度に出し、細菌の繁殖を抑える。
酢………酸味により、殺菌作用を働かせる。
醤油……含まれている塩分が、細菌の繁殖を抑える。
味噌……含まれている塩分が、細菌の繁殖を抑える。

基本的に、薄味のほうが体によいのは確かなので、作ってすぐに食べるのであれば、やはり薄味で調理することが大切です。しかし、お弁当や、食中毒が増える温かい季節などは、あまり薄味にしすぎず、ある程度調味料を使ったほうが安全なのです。

余談になりますが、とかく悪者扱いされる塩も、私たちの体に大切な成分です。殺菌効果があるだけではなく、細胞の水分バランスを保ち、神経や筋肉の働きを調整するなど、重要な役割を果たしています。実は体を温める効果もあり、体温を上げて免疫力を高めてくれます。寒い地方に塩辛い料理が多いのはこのためです。

1日の摂取上限量は、成人男性で8g、女性で7g。小さじで1杯と少しです。この量以内であれば問題ありませんので、適度に調理に使っていきましょう。

卵かけご飯はもうNG⁉ 知っておきたい「生卵」の危険性

生卵に醤油を加えて、炊きたてのご飯にかけていただく、卵かけご飯。和食の定番中の定番として、日本人に愛され続けてきたメニューのひとつでしょう。

しかし、卵を生で食べることには危険が伴うという事実を、ご存じでしょうか。

生卵を食べると、ビタミンB群の一種であるビオチンが吸収されなくなってしまうのです。これは、卵の白身に含まれるアビジンというたんぱく質が、胃の中でビオチンと結合してしまうから。結合してしまうと、もう腸でビオチンは吸収されなくなってしまいます。

ビオチンは、細胞の成長を助けるほか、エネルギー代謝にも関係している大変重要な栄養素。欠乏すると、倦怠感や疲労感、皮膚や毛髪のトラブル等が起こり、最悪の場合には、命に関わることもあるのです。

少し大げさな表現になってしまいましたが、1日に2個くらいなら、生卵を食べても問題ありません。ただし、大量に食べれば話は別。映画『ロッキー』で、シルベスター・スタローン演じる主人公が、体力をつけるために生卵をたくさん飲んでいるシーンがありましたが、あれはむしろ、健康的には逆効果と考えたほうがいいのです。

生卵にまつわる危険性は、ほかにもあります。

サルモネラ菌が、殻についている可能性があるのです。

サルモネラ菌は、食中毒の原因菌であり、海外では、卵によって中毒を起こしてしまう人がたくさんいます。世界的に見て、卵を生で食べる習慣があるのはほぼ日本だけといわれていますが、その要因のひとつはこんなところにもあるのかもしれません。

日本の場合、衛生観念が高く、生産者の間でも厳しい基準が設けられているので、海外ほど危険性は高くありません。しかし、殻のまわりにサルモネラ菌が付着している可能性はゼロではありません。少なくとも、卵を殻ごと入れておいた器に、卵を割り入れて使用したりしないように注意してください。

脂肪、糖分、塩分のトリプルパンチ？鍋料理は実はヘルシーじゃない！

鍋料理といえば、寒い季節の定番料理。基本的には具材を切るだけで準備はほぼ完了ですし、「何よりヘルシーなのがうれしい！」と、皆さん口をそろえます。

しかし、栄養学的に考えると、実は鍋料理は決してヘルシーとはいえません。それどころか、思うように具材の栄養分がとれない上に、塩分や糖分のとりすぎを招きやすい、〝要注意メニュー〟のひとつなのです！

たくさん野菜を使っているのになぜ？　と思われるでしょう。でも、実際には野菜に含まれているビタミンB群やビタミンCをはじめとした栄養成分は、長い時間鍋の中で煮られることによって、壊れてしまうか、煮汁の中に逃げ出してしまうのです。

では、煮汁を飲めばいいかというと、それも危険。肉類などを入れた場合、たっぷりの脂が煮汁に溶け出しているからです。ごぼう、れんこん、玉ねぎ、にんじんなど、糖質の多い野菜からは、糖分も溶け出してしまっています。

さらに、寄せ鍋のように煮汁に味がついている鍋料理の場合、そこには相当な量の塩分が含まれていると考えて間違いありません。

つまり、煮汁も飲んでしまうと、そこに溶け出したビタミン類などがとれたとしても、脂質や糖質、塩分などもたっぷりととりいれることになってしまいます。ですから、鍋料理の最後のしめで、ご飯や麺類を入れて食べるのは、残念ながら、おすすめできる調理法とはとてもいえないのです。

特にご飯は非常に吸水率が高いため、脂質、糖質、塩分を含んだ煮汁をどんどん吸い込んでほぼすべての煮汁を平らげることになってしまうため、かなり問題です。

吸水率を比べてみると、ご飯より中華麺、中華麺よりうどんの順で低いので、どうしてもしめを食べるなら、まだうどんのほうがいいでしょう。

とはいえ、鍋料理も月に数回、適量いただく分には、もちろん問題ありません。塩分のとりすぎなどに気をつけながら、おいしく召し上がってください。

野菜は小が大を兼ねる！元気な人はミニトマトを選んでいる

洗っただけで、すぐに食べられるミニトマト。調理が楽ですし、見た目もかわいらしいため、とても人気が高い野菜のひとつです。

皆さんはこのミニトマトのことを、単なる小さなトマトで、普通のトマトとはサイズが異なるだけだと思っていませんか。

しかし、サイズが小さいからといって、あなどってはいけません！　実はミニトマトは、普通の大きさのトマトよりも、同じ重さで比べると栄養価がずっと高いのです。

実際のところ、エネルギー代謝のサポートをするビタミンB群、肌や粘膜を正常に保つβ-カロテン、血行促進に働くビタミンEは、いずれもミニトマトのほうが多く含まれています。

特に、美白、ダイエットに効果が期待できるということで有名なリコピンは、ミニトマトのほうが、なんと3倍近くも多いのです！

このように、栄養面において〝小が大を兼ねる〟野菜は、トマトだけではありません。キャベツのミニ版である愛らしい芽キャベツも同様です。

芽キャベツはキャベツの変種のひとつで、驚くほどの栄養価を持っています。同じ重さのキャベツに比べ、β-カロテンは10倍以上、ビタミンEは約6倍、ビタミンCは約4倍、葉酸と食物繊維と鉄は約3倍も含まれています。

とうもろこしを未熟なうちに収穫したヤングコーンもそうです。特に女性に必要な葉酸やカルシウム、ビタミンCは、ヤングコーンのほうが多く含まれています。

しかも、とうもろこしよりも甘みが少ないので糖質も低めで、同じ重さあたりのカロリーはとうもろこしのなんと3分の1しかありません。生でも食べられるお手軽食材なので、ダイエットにもおすすめです。ただし、鉄や食物繊維はとうもろこしのほうが多いので、期待する働きによって食べ分けてもいいですね。

特に、芽キャベツやヤングコーンは旬の時期が限られているので、もし生で売っているのを見かけたら、ぜひ買ってみてください。芽キャベツの旬は11月頃、ヤングコーンの旬は6月頃です。

それから、サイズの違いとはまた意味合いが異なりますが、発芽直後の新芽であるスプラウト類もまた、育った野菜よりも栄養価が豊富です。

たとえば、ブロッコリーの新芽であるブロッコリースプラウトには、がん抑制の効果が期待ができるスルフォラファンやグルコシノレートという成分なども、普通のブロッコリーよりたっぷり含まれています。

このほか、お馴染みのもやしやかいわれ大根、豆苗をはじめ、マスタードスプラウト、レッドキャベツスプラウトなど、スプラウト類にはいろいろな種類があり、いずれもビタミンやミネラルなどが大変豊富です。手軽に調理できるので、積極的にメニューにとりいれてみてください。

【参考文献】「現代農業」２０１５年11月号／農山漁村文化協会

本書の情報・データは、２０１８年1月現在のものです。

staff 青木佐和子（本文デザイン）
上原章江（編集協力）
special thanks 笹井恵里子

青春新書
PLAYBOOKS

人生を自由自在に活動《プレイ》する

人生の活動源として

いま要求される新しい気運は、最も現実的な生々しい時代に吐息する大衆の活力と活動源である。

文明はすべてを合理化し、自主的精神はますます衰退に瀕し、自由は奪われようとしている今日、プレイブックスに課せられた役割と必要は広く新鮮な願いとなろう。

いわゆる知識人にもとめる書物は数多く窺うまでもない。

本刊行は、在来の観念類型を打破し、謂わば現代生活の機能に即する潤滑油として、逞しい生命を吹込もうとするものである。

われわれの現状は、埃りと騒音に紛れ、雑踏に苛まれ、あくせく追われる仕事に、日々の不安は健全な精神生活を妨げる圧迫感となり、まさに現実はストレス症状を呈している。

プレイブックスは、それらすべてのうっ積を吹きとばし、自由闊達な活動力を培養し、勇気と自信を生みだす最も楽しいシリーズたらんことを、われわれは鋭意貫かんとするものである。

―創始者のことば― 小澤和一

著者紹介

望月理恵子〈もちづき りえこ〉

株式会社Luce代表取締役、管理栄養士、山野美容芸術短期大学講師、服部栄養専門学校特別講師、日本臨床栄養協会評議員、ダイエット指導士、ヨガ講師、サプリメント・ビタミンアドバイザーなど、栄養・美容学の分野で活躍。多くの方が健康情報を学ぶための健康検定協会を主宰するとともに、テレビ・雑誌などで根拠ある栄養学を提供・監修をしている。共著に『食と健康のホントがみえる栄養学』（誠文堂新光社）など。

体《からだ》を悪《わる》くする
やってはいけない食《た》べ方《かた》

青春新書 PLAYBOOKS

2018年2月1日　第1刷

著者　望《もち》月《づき》理《り》恵《え》子《こ》

発行者　小澤源太郎

責任編集　株式会社プライム涌光

電話　編集部　03(3203)2850

発行所　東京都新宿区若松町12番1号 〒162-0056　株式会社青春出版社

電話　営業部　03(3207)1916　振替番号　00190-7-98602

印刷・図書印刷　製本・フォーネット社

ISBN978-4-413-21103-1

その雑談カチンときます

吉田照幸

NHK「あまちゃん」の監督が明かす、相手との距離が縮まりドラマが生まれるコトバの拾い方

P-1096

「くびれ」のしくみ

南 雅子

腹筋やダイエットだけではお腹はやせない! 胸の骨格「胸郭」にアプローチして、お腹を引き締める簡単エクササイズを紹介。

P-1097

〝ひとりの時間〟が心を強くする

植西 聰

たった1分の〝自分と向き合う習慣〟が生きづらさを和らげる……しなやかな心のバネが身につくコツ

P-1098

酵素で腸が若くなる

鶴見隆史

寿命は「酵素」が決めていた! 薬を使わない名医が教える、病気にならない食べ物、食べ方。

P-1099